U0195807

常见病的治疗与调养丛书

便秘症的治疗与调养

大字本

三分治　七分养

上海科学技术文献出版社
Shanghai Scientific and Technological Literature Press

图书在版编目(CIP)数据

便秘症的治疗与调养 / 阚成国,杨爱龙编.—上海：
上海科学技术文献出版社,2018
ISBN 978 - 7 - 5439 - 7646 - 7

Ⅰ.①便… Ⅱ.①阚… ②杨… Ⅲ.①便秘 – 防治
Ⅳ.①R574.62

中国版本图书馆 CIP 数据核字(2018)第 125746 号

组稿编辑:张 树
责任编辑:苏密娅

便秘症的治疗与调养

阚成国 杨爱龙 编

*

上海科学技术文献出版社出版发行

(上海市长乐路 746 号 邮政编码 200040)

全 国 新 华 书 店 经 销

四川省南方印务有限公司印刷

*

开本 700×1000 1/16 印张 15.75 字数 315 000
2018 年 7 月第 1 版 2018 年 7 月第 1 次印刷
ISBN 978 - 7 - 5439 - 7646 - 7
定价:45.00 元
http://www.sstlp.com

目　录

认识便秘症　1

便秘症的治疗与调养

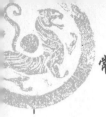

便秘症的诊疗及生活宜忌　41

便
秘
症
的
治
疗
与
调
养

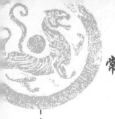

便秘症的治疗与调养

便
秘
症
的
治
疗
与
调
养

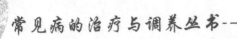

便
秘
症
的
治
疗
与
调
养

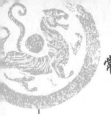

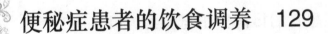

便秘症患者的饮食调养　129

认识便秘症

如果因为某些原因，造成粪便在肠道内滞留时间过长，使粪便内所含的水分被过度吸收，致使粪便过于干燥、坚硬，排出发生困难，排便规律被打乱，排出的粪便像羊屎或兔屎样，呈球状，即称为便秘症。

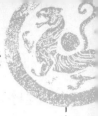

了解便秘

从食物入口到排便是怎样一个过程

排便是人体重要的生理代谢过程,其整个生理过程为:

食物进入胃内之后,通过胃的蠕动,食物与胃液混合成食糜,并将食糜分次、慢慢地通过幽门进入上部小肠。食物经小肠的消化、吸收后,其余未消化成分,如纤维素等至结肠浓缩成粪团;之后,通过结肠的蠕动,从近端向肛门慢慢推进,在推进过程中,水分不断被吸收,残渣慢慢失去流动性,成为粪便。成形粪便通过结肠中一种被称为集团蠕动的结肠强烈运动,被推入直肠,多次集团蠕动,使直肠内慢慢积满粪便。当直肠内的粪便量达到一定程度时,肠神经丛内的感受神经元会感受到直肠膨胀的刺激,并且通过传出神经将这种刺激传到排便中枢及大脑皮质。排便中枢负责启动排便反射,而大脑皮质则负责衡量环境条件是否适合启动这一反射。如环境许可,大脑皮质便会允许排便中枢启动排便程序,此时,排便中枢通过盆神经传出冲动到肠神经系统内的运动神经元,使各有关肌肉产生协同作用,使排便活动得以完成。如环境不允许排便时,大脑皮质则会抑制脊髓的排便中枢启动排便程序。

哪些排便情况属正常

一个人平均每 2 周左右的时间内每天大便,之后 1~2 天不通便,这属于正常现象,医学上把这种现象称为排便周期。但每个人的排便周期不尽相同,因为这是随着每个人所处的环境不同而变化的。如果没有什么不舒服的感觉,排便很畅通,都属于正常。

排便出现哪些现象就可算是便秘

如果因为某些原因,造成粪便在肠道内滞留时间过长,使粪便内所含的水分被过度吸收,致使粪便过于干燥、坚硬,排出发生困难,排便规律被打乱,排出的粪便像羊屎或兔屎样,呈球状,即称为便秘症。部分患者虽然粪便质软,但仍排便困难,需多次才能完成,也属于便秘症范畴。

此外,由于粪块在直肠内停留过久形成粪嵌塞,直肠黏膜受压产生炎症,排泄少量黏液稀便,次数频繁,虽有大便,但排泄不畅。伴有内急后重者,此时也易将便秘误诊为"腹泻",所以应注意区别。

大便干结就是便秘吗

一般来说,便秘症患者大便常常会干结,排便出现困难。但是也有少数人几天不解大便,大便并不干结,但排便十分困难，便后还通常有残便感，大便的性状多溏滞、不成形，出现此类情况也属于患了便秘症。

便秘症分哪些基本类型

导致便秘症的原因很多，按照其病因可分为以下三大类：

（1）继发性便秘症。指由平滑肌或横纹肌功能损伤，自主神经或躯体神经功能障碍，结、直肠解剖或肠腔内容物改变等原因引起的便秘症。

（2）特发性便秘症。指一些无法明确病因的便秘症，根据特发性便秘症的病理生理学机制将其分为3种类型：①结肠无力型；②出口梗阻型；③混合型。特发性便秘症患者在与排便有关的肠道情况、神经、肌肉等方面均无明显病变，因此，有人又称其为慢性功能性便秘症。

（3）与心理因素有关的慢性便秘症。随着社会的发展，经济结构的改变，人们的生活和工作节奏普遍加快，压力普遍加大，伴之而来的心理压力也不可避免地日益加重。长期存在心理社会因素，可使调节胃肠道功能的神经系统和有关激素的分泌发生紊乱，从而导致便秘症的发生。近年来，心理社会因素引起的慢性便秘症发病率逐渐增多。

引发便秘的原因有哪些

便秘症形成的原因较为复杂，其中包括肠道本身疾病、全身性疾病以及神经系统病变等。大体可归纳为以下几种：

（1）排便动力缺乏。排便动力主要依靠膈肌、腹肌、骨盆底肌、肠道平滑肌等正常肌力协调运动产生，如果肌肉虚弱无力则易引起便秘症。排便动力不足或缺乏一般由下列原因引起：

① 全身性因素。长期卧病在床、年老衰弱、营养不良、消耗性疾病、精神病、恶病质、肥胖等引起的相关肌肉无力。

② 局部因素。大量腹水或腹内巨大肿瘤等引起的腹肌衰弱；妇女产后过早劳动使内脏压迫骨盆底，骨盆底肌衰弱；内脏下垂使结肠扭曲、排气不畅，引起肠道平滑肌张力低下；溃疡性结肠炎并发中毒性巨结肠、麻痹性肠梗阻所致肠平滑肌张力缺乏等。

（2）肠道所受刺激不足。排便通常都靠结肠的蠕动，而结肠的蠕动需要足够的肠内容物及膳食纤维的刺激。正常的平衡饮食不仅有糖类、蛋白质、脂肪、无机盐和维生素，还含有足量的纤维素、半纤维素、木质素等粗纤维。如果摄取的食物中纤维素含量不足，就容易引发便秘症。此外，饮食习惯不良、挑食、偏食、神经性厌食，以及各种原因引起的食欲减退、吞咽困难、食管或幽门梗阻等，致使进入肠道的食物过少，粪便形成不足也可造成便秘症。

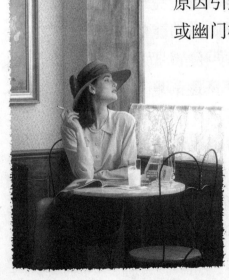

（3）结肠运动不协调。粪便的正常排出要依靠肠运动，尤其是结肠运动的协调。如果肠运动不协调，粪便便会在肠中被来回推动而无法排出。引起结肠运动不协调的主要原因是神经病变。

（4）肠内容物在肠内运行受阻。肠外压迫、肠本身病变或腔内阻塞均可导致肠腔闭塞，使肠内容物运动受阻而引起便秘症。

（5）外部肿物压迫肠道。如巨大卵巢囊肿、子宫肌瘤、腹腔巨大肿瘤、腹水或妊娠后期的子宫等，均可压迫肠道，使肠腔变窄或影响肠蠕动而导致便秘症。

（6）各种胃病。胃病一方面可造成肠道所受刺激量不足，不易引起肠蠕动；另一方面可反射性引起结肠痉挛而发生便秘症。

（7）肠黏膜应激力减弱。食物残渣作为机械性刺激因素，须通过肠黏膜的正常应激性引起结肠运动。特别是在结肠集团蠕动后，粪便充盈直肠，基于黏膜的正常应激性才能有效地刺激直肠压力感受器，形成排便反射。肠黏膜炎性病变在恢复过程中对刺激的敏感性降低，使肠道对刺激的反应减弱，蠕动缓慢而发生便秘症。

（8）直肠肛门疾患。如痔疮、肛裂等引起的肛门括约肌痉挛等反射性抑制排便；直肠肛门瘢痕性良性狭窄等也可引起便秘症。

（9）其他因素。铅、砷、汞、磷等中毒均可引起便秘症；其次，某些药物如氢氧化铝、阿托品、吗啡等服用不当，也可引起药物性便秘症；生活规律和起居失常、排便习惯的打乱，甚至排便姿势的被动性改变也可引起便秘症；急性热病、高热或慢性发热，也可引起便秘症；过量食用辛辣燥热食物也易引起便秘症。

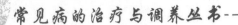

长期便秘会导致哪些不良后果

（1）长期便秘对于年轻人来说，便秘可致内分泌失调，产生脾气暴躁，面部生粉刺疮。此外，便秘还可致高热不退，咳嗽不止。

（2）长期便秘会使宿便堆积在肠道里，不断产生各种毒气、毒素，造成肠内环境恶化、肠胃功能紊乱、内分泌失调、新陈代谢紊乱、食欲及睡眠差、精神紧张。

（3）宿便压迫肠壁，使肠黏膜受伤，肠蠕动变慢，导致习惯性便秘和顽固性便秘，宿便产生的臭气导致口臭和臭屁。宿便产生 22 种毒素被肠道反复吸收，通过血液循环到达人体的各个部位，导致面色晦暗、皮肤粗糙、毛孔扩张、褐斑、痤疮、细小皱纹、肥胖、乏力和烦躁等。

（4）长期便秘会使毒素进入血液，导致中老年人出现高血压、心脏病、半身不遂、老年痴呆等，同时还会加重中老年人的心脑血管疾病。对高血压、冠心病患者来说，便秘是十分危险的，这些患者经常是在排便时突发脑血管意外，冠心病加重，甚至死亡。

便秘症的治疗与调养

易发生便秘的人群及便秘易引发的疾病

哪些人易发生便秘

便秘是一种常见性临床症状，男女老少均可发生，但更多见于以下人群：老年人；女性，尤其是妊娠，产后的妇女；儿童也较常见。另外，长期卧床、劳倦过度、情绪抑郁及体质虚弱的人也容易发生便秘。是否会发生便秘，除了客观因素外，还与饮食、排便习惯、活动量等自身因素有关。

肥胖者为什么易患便秘症

无论哪种性质的肥胖，都易发生便秘症，原因在于腹壁脂肪堆积，使腹壁过厚，直接影响腹肌收缩能力，造成排便动力不足而引起便秘症。同时，由于肠系膜上大量脂肪沉积，使肠管蠕动能力减弱，使肠内容物或粪便难于排泄而发生便秘症。此外，腹腔及胸壁脂肪过多，腹压升高，膈肌抬高并使其运动受限，使膈肌收缩性排便动力减弱而影响排便；同时，肥胖者的盆腔肌肉的舒缩功能也受到限制。肥胖者由于活动困难，多数运动量过少，更易促成肠蠕动缓慢而发生便秘症，加之喜食肉类食物,造成膳食纤维和维生素摄入过少,也是肥胖者易发生便秘症的重要因素。

老年人易发生便秘的原因有哪些

(1)身体功能退化。老年人的消化功能减退,如唾液分泌、胃酸分泌、胰腺分泌等功能减退,小肠的吸收功能也降低,食物的消化吸收变慢。另外,老年人的全身肌肉包括胃肠平滑肌变得松弛,如胃比较松弛、缺乏张力和弹性,所以胃将食物送到十二指肠的速度减慢,肠道运动变迟缓会导致食物或食物残渣在整个胃肠道滞留时间较长,易发生便秘症。

(2)缺乏体育锻炼。老年人多缺乏体育锻炼,致使腹肌、膈肌、肛提肌及肠壁平滑肌等张力减退、松弛无力,因此造成排便动力缺乏及肠蠕动功能减弱,这也是老年人发生排便困难和便秘症的重要原因之一。

(3)饮食习惯。牙齿不健全的老年人,会直接影响老年人饮食习惯,或不愿吃蔬菜、水果等含膳食纤维的食物;或偏食于精细少渣的食物;或饮食过于单调而影响食欲;或饮水过少等,以上这些均易导致老年人便秘。

(4)精神因素。老年人多有脑动脉硬化,易发生精神抑郁、焦虑等症状,因患痔疮、肛裂、脱肛症而畏惧排便,造成精神紧张等,均能抑制排便反射和便意,拖延排便时间,使粪便在肠道内滞留过久而干燥,出现便秘症。

(5)肥胖。某些老年人因过于肥胖,而影响了腹肌、膈肌等的收缩功能及肠道蠕动功能;而过于消瘦的老年人的腹肌、膈肌、肛提肌又因动力缺乏而导致便秘症的发生。

（6）药物作用。很多老年人都患有慢性病，若服用一些影响肠蠕动的药物或抑制胃肠腺体分泌的药物，如降压药、解痉药和含铝的制酸药等，均可引起便秘症的发生。

为什么女性比男性更易患便秘症

女性患便秘症者多于男性的原因主要有以下几点：

（1）生理解剖上的差别。女性的子宫在盆腔内挤压直肠，使直肠的弯曲度增大，大便通过比男性慢，容易产生便秘症。

（2）妊娠期胎儿的影响。女性在妊娠期因胎儿增大，压迫直肠，使直肠肛门静脉回流发生障碍，妊娠期盆底肌肉松弛，也易引起便秘症。

（3）女性生殖器官的特点。女性肛门前方是阴道，附近肌肉薄弱，加之女性生理原因的特殊性，如月经期、妊娠期，特别是分娩时用力过度，或妇女月经失血等原因，都易导致便秘症。

妊娠期的女性为什么容易患便秘症

女性妊娠后易出现偏食，或妊娠反应，如恶心、呕吐等，进食减量，致使肠内食物残渣减少，对结肠的刺激减小，肠蠕动减弱，导致排便功能障碍；另外可以导致体内电解质平衡失调，出现低钾血症及体内维生素的缺乏，间接导致排便功能障碍。也有的女性妊娠后怕流产而减少活动，导致腹肌、膈肌、肛提肌的肌力减弱，致使排便无力而发生便秘症。

便秘症与女性绝经期前后有什么关系

女性在绝经期前后2~3年里,生理上最显著的变化就是卵巢分泌功能衰退。此时女性由于自主神经功能紊乱,特别是交感神经兴奋,抑制胃肠肠运动,肠蠕动缓慢,因而易出现便秘症。另外,此间精神和心理的变化,使女性多忧愁、多思虑、精神抑郁引起失眠,从而严重影响食欲。而饮食过少则造成肠内容物不足,难以达到引起肠蠕动的刺激量使肠道蠕动变缓,导致粪便传输慢,使粪便在结肠内停留时间延长,水分被过度吸收最终发生大便干燥。也有的女性或因偏食、不吃或很少吃蔬菜、水果等,摄入纤维素过少,不能刺激大肠黏液细胞分泌,使大肠内黏液减少造成粪便运行艰涩,易变干燥。还有一些女性,由于焦虑、恐惧、不敢活动,甚至卧床不起,因此使肠蠕动迟缓而发生便秘症。

产后妇女为什么易患便秘症

产后便秘症是产妇常有的症状,多因产后失血而致血虚、气虚、津液不足,如不及时治疗,常导致痔疮、肛裂,甚至出现子宫脱垂等一系列后遗症。若产生饮食正常,排便艰涩,或数日不解,或排便时干燥疼痛,难以解出者即为便秘症。产妇由于分娩失血,营血骤虚,津液亏耗,精亏血损,气血不足,精血虚少则肠道失于滋润,气虚则大肠传送无力,导致肠燥便难。或为阴虚火盛,内灼津液,肠道失于滋润,传导不利,则大便燥结。或是卧床休息,肠蠕动减弱,加上会阴部伤口疼痛,而致便秘症发生。

新生儿为什么容易患便秘症

健康的新生儿在出生后 24 小时内应排出黏稠无臭味的胎粪，2～3 天内经哺乳逐渐转变为黄色质软带酸臭味的婴儿粪便。如果婴儿出生后 10 小时不排胎粪，即应引起注意；若 24 小时无粪便排出则应认真检查原因；若两天无粪便排出，称为新生儿大便不通；若新生儿出生后即大便干燥，称为新生儿便秘症。

1. 新生儿大便不通有以下几种原因：

（1）先天性单纯性肛门闭锁或直肠闭锁。该病症是由于胎儿发育过程形成的先天性畸形者，在肛门口覆盖一层透明薄膜。

（2）先天性小肠闭锁及小肠狭窄。该病患儿的症状表现为哭闹不宁（腹痛）、呕吐及不排胎粪；同时腹胀、腹壁出现肠形和肠蠕动波，并出现脱水及休克危象。属于急危症，一经诊断应立即施行外科手术治疗。

2. 新生儿便秘症有以下几种原因：

（1）先天性肛门闭锁或直肠闭锁伴发直肠阴道瘘、直肠膀胱瘘、直肠会阴瘘等先天性畸形者，如果其瘘口狭小，易造成新生儿患慢性便秘症。

（2）先天性肥厚性幽门狭

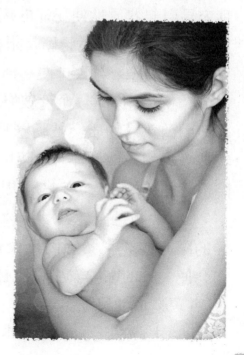

窄症。其症状表现为持续性喷射状呕吐、顽固性便秘症、腹部可见胃蠕动波、体重锐减、面容憔悴、皮肤枯干、皮下脂肪消失、皮肤无弹性等。病情进展极为严重，一经诊断应尽早施行手术。

（3）先天性巨结肠症。

（4）呆小病。即新生儿甲状腺功能减退症，出生后即发生便秘症。患儿表现为体温偏低，少活动，少哭笑，反应迟钝，呆滞，昏沉欲睡，食欲不振，经常性便秘等。

器质性便秘症与哪些疾病有关

器质性便秘症的特点是可引起便秘症的原发性器质性病变或疾病，便秘症只是一个伴发症状。因此，明确其原发性器质性病变或疾病对治疗器质性便秘症至关重要。以下为几种容易引起器质性便秘症的疾病：

（1）大肠癌。大肠癌是指盲肠、结肠及直肠部位的癌症，可使肠腔狭窄，导致排便不通畅而引起便秘症。癌症肿块的增大，癌性溃疡导致血管破裂出血，临床上会出现血便症状，粪便中的致癌物质会被肠壁吸收，这就造成了便秘症和致癌物被吸收的恶性循环。中年以上的便秘症患者最好定期到医院进行相关的检查，有此病史的患者需要定期复查。

（2）大肠息肉。大肠息肉就是指在大肠腔内生长的像疣样的隆起物。大肠息肉分炎症和非炎症两大类。两类息肉均会使大肠的黏膜发生像疣样的隆起，而影响粪便的顺利通过，并可造成便秘症。

（3）大肠粘连。做过手术的人大部分都容易发生大肠与其他脏器的粘连。大肠发生粘连后,就会影响大肠的蠕动,从而引起便秘症。

(4)内脏前后的恶性肿瘤。与大肠直接接触的脏器发生癌变后肿大,压迫大肠引起便秘症,如肝癌、胰腺癌。

(5)代谢性疾病。糖尿病性肠病会影响大肠的蠕动,引起便秘症。

此外,皮肤色素沉着、淀粉样变性、甲状腺功能低下、垂体功能减退、低血钾等也可能引起便秘症。

糖尿病患者为什么易得便秘症

因为糖尿病患者需严格控制饮食,从而造成饮食过少难以刺激肠蠕动,这是引起便秘症的原因之一。另外,糖尿病会引起内脏自主神经系统功能障碍,导致胃肠道功能紊乱,如果交感神经过度兴奋则抑制了胃肠运动,使胃肠蠕动缓慢,排空延迟;同时由于胃底和胃窦收缩功能明显减弱,造成胃肠内容物滞留,而发生便秘症。

胃下垂引发便秘症的原因是什么

胃下垂是指人站立时,胃的全部下缘达到骨盆腔,胃小弯弧线的最低点降至髂嵴连线以下。胃下垂的症状主要有腹胀、食欲不振、消化不良、胃部有振水声、上腹部不适或疼痛,以及便秘症或便秘腹泻交替出现等。胃下垂主要是由于患者身体虚弱、腹壁的紧张度发生变化、胸壁脂肪缺乏、胃张力低下、腹肌松弛无力、腹压减低引起。平时身体瘦弱、胸廓狭长的人容易患胃下垂；如果经常压迫胸部和上腹部，也易导致胃下垂；平时身体肥胖但因某种原因突然消瘦、妇女生育过多等也是造成胃下垂的主要原因。

胃张力低下，结肠平滑肌张力也会下降，必然导致肠蠕动迟缓无力，粪便易长时间滞留于结肠内，水分过度被吸收而变干燥。其次，由于胃下垂患者腹肌松弛无力，身体虚弱，致使患者排便动力缺乏而发生便秘症。同时，胃下垂患者多有食欲不振、消化不良、饮食减少等症状。因此，形成粪便量少，往往不足以刺激蠕动，于是便发生了便秘。

脑卒中引发便秘症的原因是什么

脑卒中分为出血性卒中、缺血性卒中和混合性卒中，而脑卒中患者无论是在急性期、恢复期或后遗症期，多会发生便秘症。

便秘症与脑卒中的发病是互为因果的。处于昏迷状态的脑卒中患者，由于排便反射消失或出现障碍，很容易引起大小便失禁或便秘症。偏瘫患者由于长期卧床不能活动，或因活动不便而减少活动量，造成胃肠蠕动缓慢；同时患者的腹肌、膈肌、盆腔排便肌群，如肛门括约肌、肛提肌等，会因缺乏活动而变得松弛无力，从而造成排便动力缺乏而发生便秘。特别是由于偏瘫患者卧床不起，被迫采用仰卧位或侧卧位在床上排便，使排便环境缺乏隐蔽，造成患者心理上的障碍，影响排便反射而形成便秘症。

此外，由于脑卒中而卧床不起的患者，其活动减少，多有食欲不佳，造成饮食量减少，或由于食物中缺乏纤维素等，都容易促使便秘症的发生。

肛裂与便秘症有什么关系

一般来说，肛裂的发病率较高，常见于成年人及幼儿，且女性略多于男性。这多半与女性在生育时撕裂肛管、会阴等因素有关。老年人由于肌肉松弛反而不多见。另外，先天性肛门过小，也易发生肛裂。

肛裂与便秘症是互为因果的。便秘症是常引起肛裂的重要原因。肛裂多发生在慢性顽固性便秘症患者的身上，由于排便时干硬的粪便在通过肛门时而损伤肛门。反之，由于肛裂的患者排便时或排便后肛门呈撕裂样疼痛，令患者惧怕排便，而强忍不便，使粪便长时间停留于肠道，水分被过度吸收而愈发干燥变硬。所以，便秘症与肛裂往往形成恶性循环，便秘症越严重，越容易造成肛裂；而肛裂越严重，越易导致便秘症。

子宫肌瘤是怎样引发便秘症的

子宫肌瘤通常是良性肿瘤，亦称子宫纤维瘤，为女性盆腔最多见的肿瘤。许多子宫肌瘤患者并无症状，而是在普查中才发现。

子宫肌瘤患者易患便秘症，是由于子宫肌瘤压迫直肠及结肠，造成压迫性肠腔狭窄，影响结肠蠕动，使粪便在肠道内通过缓慢或滞留，水分被过度吸收而引起粪便干燥。如果直肠被压迫严重，还会影响排便反射，造成排便困难和便秘症。

而随着子宫肌瘤的长大,便秘症也会随之加重。

小儿患盆底痉挛综合征为什么容易引发便秘症

盆底痉挛综合征也叫肛门痉挛、盆底肌肉功能失调和耻骨直肠肌综合征。该病是指在排便过程中不能像正常人那样松弛肛门外括约肌和耻骨直肠肌,而出现反常收缩,导致粪便排出困难,属于出口梗阻型便秘症。

目前这种动力异常性便秘症的原因还不清楚,可能是由于某些外界因素的刺激,使大脑中枢对盆底肌肉的随意控制能力丧失,导致排便时盆底肌肉异常收缩。

盆底痉挛综合征的病理学特点是:患儿的肛门外括约肌和耻骨直肠肌不松弛,出现异常收缩,导致直肠肛管角变锐,使肛管压力上升,造成粪便排出困难。

小儿肛门内括约肌失弛缓是怎样引发便秘症的

由于排便过程中肛门内括约肌不能松弛而导致的粪便潴留于直肠,而使直肠顺应性明显增强,直肠收缩功能减弱,肛门内括约肌增厚,形成肛门内括约肌失弛缓症,个别情况还可能引发继发性巨直肠。本病的临床表现与先天性巨结肠十分相似,尤其是与超短段型先天性巨结肠症极易混淆。

本病的病因可能是由于长期抑制排便引起的。当直肠内积存有一定量粪便并产生便意时,内括约肌应该出现松弛,但当抑制排便时,患儿用力收缩肛门外括约肌,从而刺激内括约肌收缩,而内括约肌收缩又能引起直肠反射性松弛,压力下降，使便意消失。另外，还可能是由于神经功能异常所致，如果神经出现障碍，可使交感神经过于兴奋，导致内括约肌失弛缓。

小儿"肠易激"综合征是怎样引发便秘症的

"肠易激"综合征是消化系统最常见的功能性疾病，是一种独立性的肠功能紊乱性疾病。病因常常查不出任何肠道器质性病变，但可累及食管、胃、胆囊、小肠和结肠等多数消化器官，因此也被认为是一种以平滑肌功能紊乱为主要表现的原发性全身慢性疾病。其临床表现呈多样性，包括腹痛、腹胀、排便习惯改变和大便性状异常、黏液便等，持续存在或间歇发作而又缺乏形态学、生物化学和组织学等异常改变，多为慢性起病。由于本病的病因复杂，又与患者精神因素有关，同时又缺乏有效的治疗方法，常影响患儿的生活和学习，导致患儿精神紧张，心情烦闷、焦虑，更易诱发便秘症。

儿童患肠易激综合征涉及因素很多，主要有精神因素、食物因素、感染因素、遗传因素、神经和激素改变以及其他因素等。患儿的病理生理学改变亦很复杂，从食管、胃、胆囊、小肠、结肠、直肠到肛门整个消化道都存在不同程度的功能异常，其中最主要的应是结肠动力的改变。

小儿假性肠梗阻为何会引发便秘症

慢性假性肠梗阻是各种神经、肌肉及内分泌等原因引起的肠道功能障碍性疾病，临床表现主要是反复出现腹痛、呕吐、腹胀、便秘等肠梗阻症状，但却没有器质性梗阻病变，常伴有多个空腔脏器的扩张，如肾盂、输尿管、膀胱等，还有少数患者同时伴有巨十二指肠、巨食管等，且常合并为其他急性疾病。

现代医学研究认为，正常肠蠕动是由肠道平滑肌、肌间神经丛及肠道的自主神经系统、激素和它们之间的协同作用的结果，这一系统的任何一个环节出现异常均可导致肠道运动功能异常，临床根据其有无诱发因素分为原发性和继发性，如继发于甲状腺功能减退、硬皮病、淀粉样变等，可出现在原发病之前或完全掩盖原发病，随着原发病的治愈，肠梗阻的症状也随之好转或消失，预后较好。而原发性肠梗阻没有明显诱因，常伴有其他空肠动力异常，受累范围可从消化道的一部分到食管至直肠的全部，可发生于不同的年龄段，一般说来，发病越早，累及范围越大，预后越差。

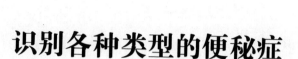

识别各种类型的便秘症

器质性便秘症是怎么回事

什么是器质性便秘症

器质性便秘症是指由于脏器的器质性病变所导致的便秘症,梗阻性便秘症也多属于器质性便秘症。

哪些疾病可造成器质性便秘症

造成器质性便秘症的疾病主要有:肠结核(增殖型)、结肠癌、直肠癌等肠道器质性病变。此外,胃肠道以外其他器官组织的病变或疾病侵及胃肠道而引起的便秘症等,也可造成器质性便秘症。

原因是什么

由于肠内或肠外形成的机械性肠梗阻,使肠内容物运行障碍所致。肠内梗阻常见于结肠癌、增殖型肠结核、不完全性肠套叠、肠扭转或结肠狭窄以及其他原因所致的肠道梗阻。肠外压迫性梗阻常见于手术后肠粘连、结核性腹膜炎(粘连

便秘症的治疗与调养

型）等。此种便秘症大多起病后会伴有其他症状。患器质性便秘症的患者，必须重视对原发病的治疗，否则，便秘症不会得到解决。

功能性便秘症是怎么回事

功能性便秘症是与器质性便秘症相对而言的一类便秘症。功能性便秘症是指由于生活规律改变、心情抑郁、饮食原因、排便习惯不良、药物作用等因素所致的便秘症。功能性便秘症的患者，除肠易激综合征外，均可通过生活规律化、合理饮食、养成良好的排便习惯，以及去除其他病因等手段达到治愈便秘症的目的。而患有肠易激综合征的患者，则必须去医院作进一步的检查。

习惯性便秘症是怎么回事

习惯性便秘症是指长期的、慢性功能性便秘症，多发于老年人群中。习惯性便秘症不仅仅限于功能性便秘症，常见于原发性肠蠕动功能异常、大便蠕动输送延缓或巨结肠；也多起因于紧张、压力大，或有便意忍便，形成恶性循环，从而导致习惯性便秘。

顽固性便秘症是怎么回事

顽固性便秘症，是由于先天结肠与直肠解剖结构变异而在不同年龄段逐渐产生排便困难的一类疾病。顽固性便秘症是非手术治疗不能奏效，而且药物也不能治愈的一类疾病。顽固性便秘症的实质是慢性的不完全性的肠梗阻，因其梗阻的部位不同，而分类为结肠型、直肠型、混合型。顽固性便秘症不是功能性的，而是有明显器质性改变的结肠、直肠病变。

急性便秘症是怎么回事

急性便秘症是指近期突然发生的便秘症，包括暂时性功能性便秘症和症候性便秘症。如肠套叠、肠扭转、肠肿瘤、粪石、肠道蛔虫等引起急性肠梗阻而引发的便秘症，以及急性热性病引起的便秘症等，均属于急性便秘症。暂时性功能性便秘症多由于生活环境的突然改变、一时性的情绪抑郁、进食过少等因素所致，这种便秘症除腹胀外，一般不会有其他痛苦，若消除病因，并能习惯之后，便秘症可自行痊愈。症候性便秘症属于器质性便秘症，由其他疾病引起，发病突然，可引起剧烈腹痛、呕吐等症状，如急性肠梗阻、肠绞窄等引起的便秘症。此外，急性便秘症还可以分为单纯性便秘症、疾病引起的便秘症。

慢性便秘症是怎么回事

慢性便秘症是长期的反复便秘症，其发病可以由急性便秘症长期不愈转化而来，也可以是在发病初期即为慢性便秘症，如习惯性便秘症、老年人便秘症等；慢性器质性便秘症，如慢性铅中毒、甲状腺功能减退、甲状旁腺功能亢进等引起的便秘症。引起慢性便秘症的疾病很多，临床上根据便秘症的伴随症状、体征，即可提示引起便秘症的疾病。如便秘症伴有腹痛、腹胀、呕吐等，则提示肠梗阻；伴有慢性上腹部绞痛，则提示胆石症、铅中毒；若伴有体重减轻，则提示某些潜在性全身疾病的存在，这对于便秘症的病因、诊断、治疗均具有重要意义。慢性便秘症由于其便秘症发生时间较长，对人体的危害较大，所以，应引起足够的重视，以期早治疗，早痊愈。

结肠性便秘症是怎么回事

结肠性便秘症又称为弛缓性便秘症，是由于结肠紧张度降低，即肠平滑肌松弛，肠蠕动减弱，致使食物残渣在结肠中运行迟缓，引起便秘症。结肠性便秘症多发生在体质虚弱并伴有内脏下垂症状者上，以及年老体衰、大病以后或体力下降者上。结肠性便秘症常出现缺乏便意、腹胀、腹痛、食欲减退等症状。

直肠性便秘症是怎么回事

人体内直肠黏膜壁上，分布有压力感受器，这些感受器对压力刺激相当敏感。当直肠内压力达到一定程度时，例如粪便被结肠的集团运动推入直肠，直肠被粪便充盈而扩张，对直肠壁的压力感受器产生一定的压力刺激时，就会引起便意，产生排便反射，从而引起肛门内外括约肌舒张、直肠和结肠收缩等，使粪便被排出。直肠性便秘症是粪便早已到达直肠，但是因为神经反应迟钝，不能引发便意而引起排便困难。直肠性便秘症多发生在早晨无排便时间，患有痔疮、肛裂疼痛难忍以及经常灌肠者。

此外，心力衰竭或门静脉高压造成的直肠黏膜充血，使直肠黏膜感受器敏感性减弱，也可引起直肠性便秘症。

痉挛性便秘症是怎么回事

痉挛性便秘症属于功能性便秘症，是由于结肠运动过于强烈，引起结肠痉挛、肠腔过于狭窄，使大便无法通过而致的便秘症，又称为肠易激综合征。其造成便秘症的特点是：

（1）便秘症常和腹泻交替出现，单纯便秘症者较少见。而且，患者对各种刺激都十分敏感，常因精神紧张、饮食不适，或对外界环境的改变不能适应而诱发。便秘症时粪便质硬，呈栗子状；腹泻时粪便伴有黏液，呈黏冻状，在显微镜下检查仅有少量的白细胞。

（2）便秘症表现为排便困难，有便意，一日数次排便，而排出量很少，在下腹常能扪及条索状包块，肛门指诊直肠空虚。

（3）常伴有慢性反复发作的腹痛，部位主要在肚脐周围或左下腹，排便前疼痛加重，排便或排气后疼痛就可缓解。

（4）钡剂灌肠可见结肠痉挛，袋形增多，黏膜纹正常。

梗阻性便秘症是怎么回事

梗阻性便秘症多属于器质性便秘症。它是由于肠内或肠外的机械性肠梗阻，使肠内容物运行障碍所致。肠内梗阻常见于结肠癌、增殖型肠结核、不完全性肠套叠、肠扭转或结肠狭窄和其他原因所致的肠道梗阻。肠外压迫性梗阻常见于手术后肠粘连、结核性腹膜炎等。此种便秘症大多起病后会伴有其他症状。

小儿慢传输型便秘症是怎么回事

慢传输型便秘症是一种特殊类型的便秘症，也叫结肠无力症。主要表现为全部或部分结肠传输功能障碍，结肠传输时间明显延长。其病因仍不清楚，可能由于肠壁神经丛先天性异常或神经丛受到内外源性损害，包括神经节细胞数量、形态或功能异常。也可能是肠壁平滑肌功能减弱，致使肠蠕动乏力，肠传输能力减弱。

54％患儿病理学表现为全部结肠传输明显减慢，17％是直肠乙状结肠传输明显减慢，其余为升结肠、横结肠或两段以上结肠同时传输减慢。直肠肛管测压的各项指标中只发现本病患儿肛门外括约肌最大收缩压明显低于传输正常患儿，直肠感觉阈值明显增高，表明慢传输型便秘症患者直肠功能明显下降。

由便秘引起的各类疾病

便秘能给患者造成哪些后果

粪便不仅是饮食中营养成分吸收后的残渣，还包含代谢后产生的诸多有害物质。如果不及时排出体外，毒素在体内长时间停留，就会被肠道吸收，从而对人体功能造成损害。

便秘对人体的危害，大致可分为局部不适和全身不适症状，及因便秘症而引发的各类疾病。

（1）消化道症状。由于食物残渣在肠腔内停留过久，易发酵腐败而产生气体，如氮、二氧化碳、硫化氢等，这些气体大量积聚在肠腔内，可使肠管膨胀，使静脉血液回流受阻，导致消化功能受到影响而发生排便困难，特别是能引起下腹部胀满不适或钝痛、肠鸣、反胃、恶心、矢气、食欲不振、嗳气等症状。

（2）全身症状。人体因食物残渣发酵腐败所产生的气体一旦进入血液循环后，会引起一系列的中毒症状，如头痛、头晕、疲劳、口苦、心悸、心烦易怒、表情淡漠等，甚至可出现轻度贫血或营养不良症状。还会引起食欲不振、口臭、容易疲劳。

(3)引发各类疾病。便秘会使患者的自主神经功能失常，使得皮肤微循环功能降低，加之大便长期积聚肠内产生的有毒物质，易产生痤疮、黄褐斑等皮肤病；还会引发荨麻疹和哮喘；干燥坚硬的粪块损伤肛门，引起肛裂、痔疮等肛门处疾病；由于粪块压迫第3、第4及第5骶神经根前支，便秘症还会引起骶骨部、臀部、大腿后侧隐痛与酸胀等症状。

便秘为什么可引发急性阑尾炎

急性阑尾炎是常见病，除婴儿外，可发生于其他任何年龄阶段。从病因上讲，便秘可导致胃肠功能紊乱，妨碍阑尾的血液循环和排空，从而为细菌感染创造了条件。同时阑尾是一个与盲肠相通的盲管，管腔细长，开口狭小。当出现便秘时，滞留的粪便形成了粪石，造成阑尾腔堵塞，导致阑尾抵抗力低下，更便于细菌入侵而引起感染发炎，阑尾炎便发生了。

便秘是怎样诱发直肠癌的

直肠癌是发生于直肠齿状线以上至乙状结肠起始部之间的肿块，肿块表面高低不平，质地坚硬；由于在黏膜和黏膜下层发生，所以生长迅速，容易转移，术后容易复发，是一种比较常见的肠道恶性肿瘤。

流行病学调查发现，直肠癌的发生多由于饮食习惯改变，由素食改为高脂肪、高蛋白质饮食所致。经研究，形成便秘症的主要原因是摄取的纤维素过少，导致排便次数的减少。虽不能说便秘症是引起直肠癌的直接病因，但它可带来许多易引起直肠癌的物理性、化学性致癌因素。如排便正常，这些致癌物质或有害物质能及时不断随粪便排出体外；反之，则长期在肠道内停留或通过肠道时间明显延长，导致肠道内致癌物质浓度升高，使肠黏膜接触物理性、化学性致癌物质机会增加。直肠黏膜与致癌物质长期接触，就可能发生癌变。特别是肠道息肉患者，更易刺激诱发癌变。

另外，各种因素若使直肠黏膜感应性减弱，导致粪便堆积直肠内从而引起便秘症。粪便中毒素长期刺激肠黏膜，也易发生直肠癌。而直肠癌患者直肠肠腔狭窄，粪便通过困难，又加重便秘症状，形成恶性循环。

便秘可诱发哪些内科疾病

（1）神经系统疾病。中枢性的、各种脑和脊髓部疾患，如脑炎、脑肿瘤、脑血管病、脊髓病变等，肿块压迫、多发性硬化、神经支配性异常。

（2）内分泌异常、代谢性及营养性疾病。如甲状腺功能减退、甲状腺功能亢进、低血钾、糖尿病、肥胖症、脑垂体功能低下、慢性铅中毒等。

（3）结缔组织疾病。如硬皮病。

（4）循环系统疾病。如充血性心力衰竭、缩窄性心包炎、门静脉高压、肝静脉阻塞等综合征。

（5）老年、营养障碍性疾病。

（6）精神或心理障碍。如精神病、抑郁症、神经性厌食症等。

便秘症容易诱发哪些外科疾病

便秘症并发的外科疾病主要有结肠、直肠器质性病变及功能性障碍。

（1）结肠机械性梗阻。如良、恶性肿瘤，慢性扭转，特异性和非特异性炎症，吻合口狭窄，慢性套叠等。

（2）直肠、肛管出口处梗阻。如肛管、直肠狭窄，内括约肌失弛缓，直肠前膨出，直肠内脱垂，盆底痉挛综合征，耻骨直肠肌肥厚，骶骨直肠肌分离，盆底疝等。

（3）结肠、直肠神经病变及肌肉异常。如假性肠梗阻、先天性巨结肠、特发性巨结肠、巨直肠、传输性结肠、肠易激综合征等。

便秘是怎样诱发妇科疾病的

便秘常诱发的妇科疾病主要有盆底器质性病变及功能性障碍。

女性子宫、输卵管、卵巢等内生殖器官位于骨盆腔内，前

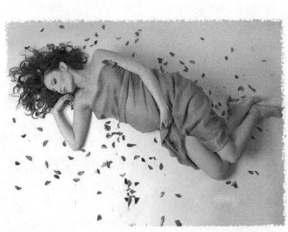

与膀胱为邻，后面及左右两侧靠近肠管。右侧输卵管挨着阑尾、盲肠，左侧输卵管与乙状结肠、直肠靠近。如果长期便秘，停留在肠管内排泄物中的各种细菌、病毒、真菌等病原

体,可以通过毛细血管、淋巴管直接蔓延到左侧输卵管及卵巢,引起附件炎症。轻者病变进展缓慢,症状不明显。重者可出现下腹痛、腰酸痛、白带过多、月经量大、痛经和性交痛等症状。另外,输卵管如果因为炎症而发生了堵塞,就会阻碍精子和卵子的相遇,继而造成不孕症。

长期便秘还可导致乳腺癌的发生。据专家研究发现,便秘者的粪便中存在一种致突变原。经测定,该突变原与目前已知的几种癌物质类似。这些致突变原经肠道吸收后,可随血液循环进入对其相当敏感的乳腺组织,因此,发生乳腺癌的可能性就明显地增加了。

肝硬化患者便秘会产生什么危害

肝硬化是指肝内弥漫性纤维化并伴有结节形成的一种慢性肝病。肝硬化是门静脉高压的病因之一。门静脉高压严重时会出现肝硬化的严重并发症——出血。便秘症患者因大便干燥,难于排出,经常会拼力强排,致使腹腔内压力突然增加。对于肝硬化的患者,腹内压力的突然升高会使因门静脉高压而迂曲扩张的食管胃底静脉发生血管破裂而出血,从而导致患者大量呕血、便血,甚至危及生命。

此外,肝硬化患者肝脏功能受损严重,发生代谢途径障碍,血液里有害物质增多,影响大脑功能,造成肝性脑病。便秘症患者延长了粪便中含氮物质与肠道内细菌接触的时间,促使氨及其他有毒物质的产生和吸收,从而导致和诱发肝性脑病。

便秘症对前列腺患者的危害是什么

对于前列腺患者来说，便秘症还会加重病情。由于前列腺是生长在会阴部深处的栗子状性腺体，患者若发生便秘症，坚硬的大便推挤在直肠内，会直接挤压染病的前列腺，造成其血流不畅，特别是前列腺增生症患者和处于前列腺炎、前列腺癌发作期的患者，因便秘症带来的影响会更加突出。

肺结核患者便秘有什么危害

对于肺结核有咯血症状的患者，特别是经常出现咯血症状的患者，经过治疗，咯血停止后，要特别注意保持排便通畅，以免因便秘症而过分用力排便，使胸、腹腔压力骤然升高，血管破裂，从而引起患者再度咯血或大量咯血。

糖尿病患者便秘后果是什么

便秘对正常人来说不足以对生命构成威胁，但对于糖尿病患者而言，便秘症却可能是致命的。

糖尿病并发症是危害人们眼、心、脑、肾及大小血管的慢性终身性疾病。在糖尿病的诸多并发症中，失明和心肌梗死是两项重要的致残、致死原因。然而如此严重的后果却往往是因便秘症引发的。这是因为，糖尿病的病程较长，因自主神经病变可导致顽固性便秘症。排便是机体"清理垃圾"的过程，长期便秘症可使"垃圾道"堵塞，导致毒素吸收。有研究显示，人在用力排便时，血压水平较平时可翻一番。而许多患者收缩压可一过性达到 200 毫米汞柱以上。糖尿病患者多有视网膜微血管瘤或新生血管，瞬间的高血压可造成血管破裂，引起视网膜出血，导致失明。相当多的糖尿病患者伴有冠状动脉和脑动脉硬化，便秘症可造成血压急剧升高，心脏负荷加大，诱发急性心肌梗死的概率大大增加。

便秘会给儿童造成什么样的危害

儿童如果长期便秘，食物糟粕长时间积滞于肠道内，在肠道细菌的作用下发酵、腐败，大量的有害气体及有毒物质经肠壁吸收后进入血液中，经由循环系统到达各个器官。毒素侵及大脑，使脑神经受到恶性刺激，从而妨碍脑神经的正常功能，不仅会导致记忆力下降，而且有可能影响到逻辑思维能力和创造性思维能力；有便秘症史的儿童，由于膨胀的直肠经常压迫膀胱壁，可引起膀胱容量的减小，白天可出现尿频，夜间则易发生遗尿。如果是学龄期儿童，则会为了减少上厕所的次数而自觉限制饮水，从而加重便秘症，如此恶性循环，是儿童便秘症不易治愈的原因之一。另一方面，夜间遗尿会加重儿童的心理负担。因此，治疗遗尿必须首先治愈便秘症。

女性便秘有哪些危害

从美容角度讲，女性长期便秘易使痤疮、疱疖的发生率提高，大多表现为皮肤较粗糙、面色无光、失去润泽。这是由于粪便在肠道里停留时间过长，粪便中所产生的毒素会对人的皮肤发挥不良作用。另外，粪便在肠道内的积存会使腹部膨大臃肿，使女性失去较好的形体美。

从养生学的角度讲，中医认为"欲得长生，肠中常清；欲得不死，肠中无滓"，说明了长期便秘可能影响生命力，也就是预防便秘症可以有延年益寿的作用。

此外，据专家研究发现，长期便秘还可导致乳腺癌、附件炎的发生。

便秘症是怎样引发痔疮的

痔疮是直肠末端黏膜下和肛管皮下静脉丛血管扩张和曲张形成的柔软静脉团。痔疮是临床常见病、多发病。结合其发生部位可分为内痔、外痔、混合痔。

便秘症是痔疮形成的机械性因素之一。发生便秘症时，干硬粪块压迫直肠，使直肠黏膜下层的静脉直接受压，直肠肛门静脉回流障碍，特别是直肠上静脉及其分支，缺少静脉瓣，血液容易瘀积，从而促成痔疮的形成。便秘症者由于排便过于用力，可使腹压增高，肛门、直肠被压，使直肠肛门静脉回流受阻，加上直肠血管排列的特点，在不同平面穿过肌层，更易受粪便压迫，使黏膜下静脉扩张、曲张而出现痔疮。若患内痔，其表面仅覆有极薄的黏膜，便秘症者，排出的干燥粪便易损伤内痔而造成便血。

痔疮可引起便秘症或加重便秘症。由于痔疮可引起排便疼痛，特别是内痔发生脱出时疼痛加剧。因此，导致患者惧怕排便时疼痛而不敢排便或强忍不排便，使粪便在肠内停留过久，从而促成便秘症或加重便秘症。特别是进行痔疮手术后，如果手术中肛管表皮切除过多，手术切口愈合后瘢痕形成、收缩，使肛缘外翻，肛门口缩小、狭窄，形成坚硬的瘢痕，不能扩张，导致肛门瘢痕性狭窄，粪便通过困难则可引起便秘症，出现大便干燥、排便困难等现象，并因经常用力排便而致肛裂，由此又引起排便时肛门锐痛而惧排，更易加重便秘症。

便秘症与食管疾病有什么关系

食管从胸腔到腹腔与胃的贲门相连续，中间经过膈肌。食管通过膈肌的部位叫食管裂孔。当膈肌下食管及部分胃囊经过食管裂孔进入胸腔时，即为食管裂孔疝。该病的发生率会随年龄的增长而增高。老年人因为膈肌的弹性减弱、张力低下，致使食管裂孔松弛或变宽，发生食管裂孔疝的机会增多。便秘症是食管裂孔疝的常见诱发因素。当用力排便时，会导致腹压升高、裂孔增大，极容易将胃的一部分挤压而通过食管裂孔形成疝，还会使食管裂孔疝加重。治愈便秘症常能减少疝的形成。

老年人长期便秘为什么易患痴呆症

正常情况下，人体肠道内的细菌能将没有被消化的蛋白质分解成氨、硫醇、吲哚、硫化氢和组胺等有毒物质，这些有毒物质生成后可通过大便排出体外。而老年便秘症患者由于不能正常排除这些有毒物质，久而久之，体内就会大量积累有毒物质。当体内有毒物质积累到一定程度超过肝脏解毒能力时，有毒物质就会随着血液循环慢慢进入大脑，损害中枢神经系统，成为催化老年人智力下降的罪魁祸首。因为老年人进食量相对减少，消化功能也相对较差，代谢功能呈明显衰退的趋势，因此，老年人长期便秘极容易引发老年痴呆症。

便秘可危及生命是"夸大其词"吗

某些"器质性便秘症"可危及生命，要及时医治。器质性便秘症往往由肠道内外的器质性疾病引起，包括肠道内的肿瘤、炎症、先天性手术瘢痕以及肠道外的糖尿病、甲亢腺功能低下和神经系统疾病等。虽然这类便秘症占少数，但某些疾病如肿瘤引起的便秘症可能致命，因此应该引起格外的重视。器质性便秘症可以根据一些"报警症状"判断：年龄大，最近几个月才出现便秘；便秘症伴有血便或黑便，提示有消化道出血现象；伴消瘦、贫血、发热，或实验室辅助检查结果有异常。如果有以上情况出现，还需要到医院进行全面检查，确诊后宜尽快医治基础疾病。

此外，慢性便秘症也须慎重对待。在过去一年里，有 3 个月出现大便次数减少（每周少于 3 次），大便性状改变，大便很硬；或伴有明显的排便困难、排便费力，就是慢性便秘症。患慢性便秘症的患者除了感觉十分痛苦，其结肠癌及老年性痴呆的发病率也较普通人高；有肝病的人如患慢性便秘症还易引起肝性脑病；有急性心肌梗死、急性脑出血的人患便秘症会加重病情。

中医是怎样论证便秘的

中医是如何论证便秘的

中医学认为，人体是一个有机的整体，各脏腑、组织、器官的功能活动不是孤立的，而是相互关联的，是整个机体活动的一部分。它们以经络为通道，在各脏腑组织之间相互传递着各种信息，在气血津液环周全身的情况下，形成一个非常协调的统一整体。

脾与胃通过经络的联系构成表里关系。胃主受纳，脾主运化，共同完成食物的消化吸收，故脾胃共为"后天之本"。脾主升，胃主降，脾喜燥而恶湿，胃喜湿而恶燥，两者共同完成饮食的转化。如果脾气不升，胃气就会失降，出现纳差、恶心、腹胀、便秘等症；如果饮食不节制，使胃失和降，则会影响脾的升清，使运化失司，出现腹胀、腹泻等症。同样，胃与小肠、大肠的关系也相当密切，它们的关系主要体现在饮食的消化、吸收和排泄过程的配合上。小肠接受经胃腐熟及初步消化的食物后，进一步消化，清者上输于脾，经脾转输于全身，以起营养作用，水分吸收后成为渗入膀胱的尿液。浊者下注于大肠，经大肠的传导，再由肛门排出体外。所以，传化水谷的过程,需要不断地受纳、消化、传导和排泄,虚实更替,宜通而不宜滞,即食物在胃肠内必须更替运化,不能久留。当胃内有实热,消灼津液,则导致大肠传导不利,便秘症不通;而大肠燥结,便闭不通,就会影响胃的和降,出现恶心、呕吐、食少等症。

中医学将大肠归属于腑。大肠居于腹中,上口处紧接小肠,下端紧接肛门。大肠的主要生理功能为传导糟粕。大肠接受经过小肠后所剩的食物残渣,再吸收其中多余的水液,形成粪便,经肛门而排出体外。另外,大肠传导糟粕的功能与人体内的津液有密切关系。当肾虚津液不足或肠胃积热灼伤津液时,均可使大肠传导不利,使大便干涩,引起便秘症。

饮食入胃,经过脾胃运化,吸收其精华之后,所剩糟粕由大肠传送而出,即为大便。如大肠传导功能失常,粪便在肠内停留时间过长,粪质干燥或坚硬,即可形成便秘症。中医学认为,便秘症的基本病变,虽属大肠传导失常,但与脾胃肝肾等脏腑的功能失调有关。如阳明胃热过盛,热灼津液,津伤液耗,肠道失润;脾气不足,则气虚而传送无力;肝气郁结,气机壅滞,则"气内滞而物不行",或气郁化火,炎邪伤津,可使肠道失润;肾阳不足,则阴寒凝滞,津液不通。故四者功能失调,皆为便秘症之由。

中医将便秘分为哪些类型

我国古代医家对便秘症的分类法较多,《伤寒论》将便秘症分为"阴结""阳结""脾约""津竭";后世医家又有风秘、气秘、湿秘、寒秘、热秘、冷秘、虚秘、热燥、风燥之分。后又因立名太繁，又将便秘症以阴结和阳结来概括：有火者为阳结，无火者为阴结。现代中医内科多将便秘症分为热秘、冷秘、气秘、虚秘。

中医理论中的"热秘"引发原因及症状是什么

热秘是指由于胃肠积热，即燥热内结，耗伤津液，使大肠传导失润，大便干结而引起的便秘症。热秘好发于素体阳盛、嗜酒、喜食辛辣食物或热病之后的人的身上。临床表现多为大便干结，小便短赤，面红身热，兼有腹胀、腹痛、口干而臭、舌质红、苔黄腻或黄燥。

中医理论中的"气秘"引发原因及症状是什么

气秘是指由于气机郁滞，通降失职，使糟粕内停，不能下行所致的气秘多发于忧愁、思虑过度、情志不畅或久坐而少动的人的身上。气秘和热秘均属于实证便秘症。临床表现为

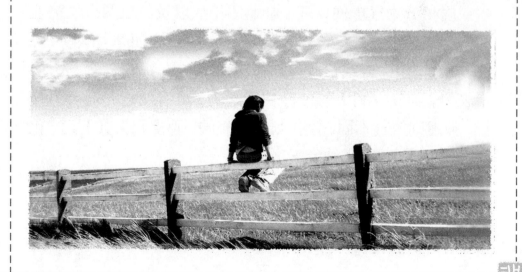

便秘症的治疗与调养

大便不通,欲便不得,两肋胀满,嗳气频作,脘腹胀满,食少纳呆,舌苔薄腻。

中医理论中的"冷秘"引发原因及症状是怎样的

冷秘是指由于阳气虚衰,阴寒内生,致阳气不通,肠道传送无力,大便艰涩所致的便秘症。冷秘多发生在年老体衰及久病者的身上。临床表现多为大便涩而排出难,小便清长,四肢觉冷,面色苍白,腹有冷痛感,甚者腰背酸冷,喜热怕寒,脉沉迟,舌淡苔白。

中医理论中的"虚秘"引发原因及症状是怎样的

虚秘即虚证所致的便秘症,是由于劳倦、饮食内伤或产后、病后以及年老体衰,气血两亏,气虚则大肠传送无力,血虚则津液不能滋润大肠,而导致大便排出困难,以致秘结不通。

虚秘分为气虚便秘症、血虚便秘症以及气血两虚便秘症三类。气虚多为面色苍白,神疲气喘,所排之便并非干便,脉现虚象,舌淡少苔或苔薄。肺脾功能受损必多气虚,肺与大肠相表里,肺气虚则大肠传导功能乏力,虽有便意亦需努力挣扎,肺虚则卫气不固,挣扎则汗出气喘,脾虚则失其健运、化源不足而面色苍白,神疲乏力。

便秘症的
诊疗及生活宜忌

　　由于便秘并无特殊性症状，所以一般人常会忽略对便秘的检查。而有些类型的便秘症表面之下，却隐藏有其他疾病，如症候性便秘症与器质性便秘症就具有此种隐患。

确诊便秘类型的
常规检查及自我诊断

便秘为什么也需要做医疗检查

由于便秘并无特殊性症状，所以一般人常会忽略对便秘的检查。而有些类型的便秘症表面之下，却隐藏有其他疾病，如症候性便秘症与器质性便秘症就具有此种隐患。正是由于这种原因，即使普通的便秘症也应接受医师的诊察，以确定病因。如果症状符合以下所列举的几点，就应立即去医院接受检查：

（1）自幼儿时期就开始有持续性的便秘。

（2）过去从未发生便秘症情况，却突然开始出现便秘。

（3）本来就经常便秘，近来尤其严重。

（4）出现顽固性的便秘，即使自行治疗也无法改善。

（5）粪便中带有血丝或黏液。

（6）便形不完整。

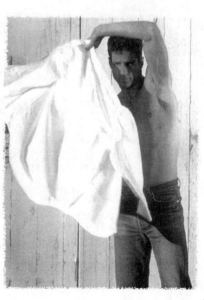

（7）伴随有剧烈的腹痛或呕吐。

大便常规检查及大便隐血试验是怎样确定便秘类型的

大便常规检查及大便隐血试验的目的是什么

大便常规检查及大便隐血试验是确定便秘症类型的两种途径。检查时主要是观察粪便的形状、大小、坚硬度、有无脓血和黏液等。不同原因或病变引起的便秘症，其粪便性状及检查结果各有不同。

检查和实验可出现哪些结果

（1）习惯性便秘症患者。其粪便多呈大段或大块状干燥粪便，或为秘结干硬的粗长条状。有少数习惯性便秘症患者的粪便为起初干硬而后溏软，也有的大便并不太坚硬而排便困难。

（2）痉挛性便秘症患者。粪便呈干燥坚硬的颗粒状，状如羊粪或兔粪。

（3）肠梗阻便秘症或粪块堵塞性肠梗阻患者。主要表现为不排便、不排气，或由于干燥坚硬的粪块堵塞滞留于肠道，刺激肠黏膜分泌大量黏液，呈黏液便，易误诊为腹泻。

（4）直肠便秘症患者。由于直肠功能性改变，如直肠平滑肌弛缓引起的直肠便秘症，粪便多为深褐色大团块状，或粪团表面附着黏液、血丝。

（5）肠结核患者。粪便干硬，常表现为便秘与腹泻交替出现。

（6）肠易激综合征患者。粪便如羊粪状，常伴有较多黏液，或便秘与腹泻交替出现。

（7）直肠癌或其他原因引起的直肠狭窄所致的便秘症患者。其粪便条一侧常有沟，或粪便条逐渐变细，便条变细为其显著特点。

（8）因痔疮或肛裂而引发便秘症的患者。粪便表面常有鲜血，或排便后肛门滴血等。

（9）粪嵌塞性便秘症患者。其特点是肛门经常漏出少量粪便。便意频，但每次量少粪稀；直肠指诊检查可摸到直肠内堵满嵌塞的干燥粪块。

（10）结肠癌患者。右侧结肠癌常为便秘与腹泻交替出现，而左侧结肠癌开始就出现进行性逐渐加重的便秘症。

为什么便秘症患者须做血常规检查

大肠癌特别是右侧结肠癌等患者的便秘症，常伴有不同程度的贫血。如果外周血液中有网织、点彩红细胞与多染色性红细胞增多，多为慢性铅中毒引起的便秘症。这类便秘症患者的血、尿含铅量的测定，也有助于铅中毒的诊断。

为什么便秘症患者须做直肠指诊检查

怎样做直肠指诊检查

肛门指诊检查是指用示指伸进患者的肛门，以检查疾病的一种简便易行的检查方法。检查者右手戴上消毒手套，示

便秘症的治疗与调养

指和患者肛门外都涂上一些液体石蜡。患者体位可以采取膝胸式、左侧卧式和仰卧式。

直肠指诊检查可获得哪些结果

直肠指诊检查有助于发现肛门与直肠病变引起的便秘症原因，如直肠肿块、痔疮、肛裂，或炎症、狭窄、肛门括约肌的痉挛或松弛、坚硬的粪块堵塞和外来压迫等。

通过直肠指诊检查可发现哪些疾病

通过肛门直肠指诊检查，可以发现以下疾病：

（1）通过直肠指诊检查之前的望诊，可明确有无外痔、肛门周围脓肿、感染、肛裂、肛瘘等。

（2）诊断直肠癌时，可触及肿块，肿块造成直肠的狭窄，有时可有触痛及出血。

（3）诊断转移癌或腹腔内恶性肿瘤时，可触及块状物。

（4）女性通过肛门指诊可以发现有无子宫后倾、宫颈肿瘤、附件肿瘤或炎症；男性可以发现有无前列腺肥大或前列腺癌。

（5）对诊断某些急性腹症有特殊意义。

（6）可以了解大便的性状。直肠癌或内痔出血时可见指套上染有鲜血。有些便秘症患者可在直肠内触到坚硬的粪块，可用手指将其挖出，起到治疗的作用。对于腹泻患者，要注意指套上带出粪便的颜色，有无血液、黏液或脓液，必要时可将指套上的粪便进行化验检查。

便秘症患者做肠镜检查有什么必要

哪类患者应做肠镜检查

直肠和乙状结肠是消化道的末端,也是息肉、溃疡、恶性肿瘤的好发部位。直肠腺瘤性息肉又是癌前期病变,家族性多发性息肉病也常易发生癌变。溃疡性结肠炎也是比较常见的癌变诱因。直肠和乙状结肠的恶性肿瘤患者,往往先有大便习惯的改变和便血,常被误诊为痢疾和痔疮等,给患者带来严重的后果。因此,凡疑为直肠和乙状结肠病变的便秘症患者都应进行乙状结肠镜检查。

肠镜检查价值何在

检查一般在指诊检查后进行,除了可直接观察肠黏膜是否有改变以及指诊发现的肿物的形态、大小、部位及颜色外,还可以直接观察肠黏膜是否存在病变,并可作活组织检查,是很有价值的检查方法。纤维结肠镜检查的观察范围更为纵深,在技术熟练的情况下,诊断率更高。

肠镜检查要注意什么

肠镜检查也不是对任何人、或在任何时候都适用的。如果遇到有直肠或乙状结肠远端狭窄,内镜不能通过的情况,这时就不要强行插入;或当患者有腹膜刺激症状,而不能有足够耐力承受检查时,也不要强行检查;对于同时患有各种急性感染性疾病,近期发生过心肌梗死、急性腰背部损伤或下肢扭伤的患者,以及正值行经期的妇女等,则要延期检查;

对于有出血倾向或凝血障碍的患者,应忌取肠活组织检查。

便秘症患者做影像学检查有什么必要

哪些患者应做影像学检查

怀疑患者有消化道病变时,作胃肠道造影检查是一项重要的检查方法,它可以显示消化道有无狭窄、息肉、肿瘤、扩张、肠道憩室等造成便秘症的疾病。同时,还可以明确肠道的运动功能。

胃肠道造影检查有哪些

以下为几种常见的胃肠道造影检查:

(1)X 线腹部透视和 X 线腹部平片。对于诊断肠梗阻有重要意义。

(2)胃肠钡剂造影及 X 线检查。可以用来检查消化道病变;也可以观察胃肠运动功能;对于胃肠道肿瘤,可显示肿瘤在结肠的特异性阴影,肠蠕动波的变化。肠壁若被肿瘤浸润时,结肠袋不规则或消失,肠腔可出现狭窄等。另外,可帮助诊断巨结肠、巨直肠等。

(3)气钡双重造影。气钡双重造影可使肠内占位性病变、溃疡、憩室等微小病变显示出清晰影像,同时可显示发生病变的部位、分布、活动度等,对发现和诊断便秘症的病因有帮助。

此外,便秘症患者作 B 超检查可提示胃肠道肿瘤或其他部位肿瘤压迫肠道等情况。便秘症患者作磁共振成像检查可发现肿瘤的部位、大小，明确病变侵犯肠壁的深度等。

结肠运输试验对便秘症的诊断有何意义

结肠运输试验，是让便秘症患者吞服一定数量的不透 X 线标志物，定时拍摄胶片，可了解到标志物在胃肠道内运行的速度及分布情况，借以区别和诊断便秘症的类型等。

若是直肠性便秘症，腹部平片显示标志物在结肠中运行很快，最后聚积于直肠；若是结肠性便秘症，可显示出标志物分布于结肠的范围，评估出结肠的运行功能。

肛管压力测定对便秘症的诊断有何意义

肛管压力测定可反映和提示盆底肌肉和内外括约肌等排便肌的活动功能。检测包括基础压和紧缩压两项数据，前者主要表示内括约肌及部分外括约肌的活动功能，后者主要表示外括约肌的活动功能。正常基础压力为 50～75 毫米汞柱；紧缩压为 100～140 毫米汞柱。紧缩压降低，表示外括约肌活动功能低下，多见于老年患者。紧缩压升高则多见于青年患者，基础压和紧缩压都升高多见于儿童。因此，肛管直肠压力测定，可区别全身性原因发生的便秘症和排便梗阻，并可评定肛门直肠的生理状况，提供帮助诊断和治疗的数据。如先天性巨结肠症病儿的肛管直肠压力增高，用气球注入空气法使直肠膨胀时，不出现内括约肌松弛反射，基础压不下降，内括约肌继续痉挛等。

便秘患者怎样配合医师为自己做诊断

便秘症患者去医院就诊时，应向医师详细说明自己的病史，以使医师能准确地作出判断。以下是应向医生说明的几方面：

（1）职业史。有长期铅接触史，包括从事含铅油漆与染料、蓄电池以及铅字排版等工作者，应该向医生说明。

（2）生活史。应详细讲述进餐情况、有无食癖、食物摄入量、食物中所含膳食纤维的量。还应讲清生活习惯与工作规律是否受到了干扰，包括出差、工作过分繁重、起居进餐无定时、卧床使用便盆等排便条件的改变，这些均可引起单纯性便秘症。此外，精神状态，包括精神紧张、焦虑、忧郁等，这些常为肠道易激综合征的诱发因素。

（3）药物史。应向医师说明是否服用过能引起便秘症的药物，包括吗啡或阿片制剂，可待因、颠茄片、溴丙胺太林（普鲁本辛）、神经节阻滞药物及肠道吸附收敛药剂。

（4）起病与病程。应向医师说明便秘症开始的时间和整个过程。如果排便习惯一向正常，而近期出现顽固性便秘症者，若能排除生活史、药物史方面的原因，则应警惕直肠、乙状结肠、降结肠肿瘤。病程漫长，伴有反复缓解与加重者，常为结肠过敏症。

怎样辨症自我诊断便秘类型

便秘症可能是由于腹腔内肿瘤、炎性包块、肉芽肿、肠套叠等原因所致，但也可能是粪块、充气或痉挛的肠段，因此必

须仔细加以区别。当患急性便秘症并伴有肠绞痛、腹部膨隆、蠕动增加、肠鸣音亢进者，应考虑机械性肠梗阻的可能，并应首先检查腹股沟区有无嵌顿疝和腹壁以往有无手术瘢痕。伴便血者，幼儿应考虑肠套叠，老年人多为结肠癌并发肠套叠，腹壁强硬伴有压痛和反跳痛，提示腹膜炎。老年人或心血管疾病患者如发生剧烈腹痛、便秘症、肠鸣音消失并迅速出现休克时，应考虑肠系膜血管栓塞。乙状结肠过长所致的扭转也可引起便秘症，并有下腹膨胀和压痛。如有贫血症状且明显消瘦，便形变细，应考虑结肠肿瘤。

当便秘伴有腹部肿块时可能是哪些原因引起

便秘症患者如果腹部出现可用手扪及的肿块时，有可能有以下并发疾病：

（1）乙状结肠内的粪块。通常呈腊肠状或结节状，一般触感柔韧，也有的十分坚硬，轻触有微痛感，可能被误诊为肿瘤。直肠指诊可发现粪块，灌肠通便后，块状物即消失。

（2）肠结核。伴有低热、盗汗、腹痛、腹泻或腹泻和便秘交替出现等症状。部分患者可在右下腹扪及固定、坚硬的肿块，轻压有痛感。胃肠钡剂造影检查有助于诊断。

（3）结肠癌。其中又分为右侧结肠癌和左侧结肠癌。右侧结肠癌在检查时可扪及结节状、坚硬的肿块。一般说来，盲肠的肿块在右下腹，升结肠的肿块在右侧腹，肝曲部癌的肿块在右上腹，横结肠癌的肿块在脐附近。左侧结肠癌的早期症状为大便次数增多，并带有黏液及血，当癌生长到一定程度，可出现便秘、腹痛、腹胀等肠梗阻症状。结肠脾曲部癌可在左上腹扪及肿块，降结肠癌肿块则在左腰部。便秘症伴有大便表面带鲜血者应考虑痔疮、直肠肿瘤等。

当便秘症伴有腹痛时可能是哪些原因引起

（1）肠道易激综合征。便秘症常伴有腹痛，腹痛在排便或排气后可以缓解，且可有腹泻，或便秘与腹泻交替出现。处于情绪起伏或过度疲劳状态的患者易出现此症状。便秘时大便质硬呈栗子状，腹泻时大便伴有黏液，在左下腹常可扪及条索状肠段；钡剂灌肠可见结肠痉挛，袋形增多，但黏膜纹正常。

（2）结肠梗阻。除便秘症外可伴有腹痛、腹胀、呕吐。急性结肠梗阻主要是由粪石、粪块、肠寄生虫、肠系膜血管栓或血栓所致；慢性结肠梗阻的诱因则是肿瘤、粘连、巨结肠等。不完全性肠梗阻（如结肠癌），可因服用泻药、痉挛或粪块阻塞而变成急性完全性肠梗阻。因肠系膜血管栓塞或血栓形成常有剧烈腹痛，早期可出现休克；单纯性肠梗阻者出现休克则较迟且轻。

（3）慢性铅中毒。若患者有铅接触史，且出现脐周围疼痛、贫血、血液中网织红细胞、点彩红细胞与多染色细胞增多等症状，则很可能是慢性铅中毒。可通过检查牙龈边缘是否有蓝灰色点状带形铅线，以及尿液中铅含量是否增高来进行确诊。

（4）结肠憩室炎。便秘症常伴有腹痛，腹痛的部位多在左小腹部和小腹部，有时会突然便出大量鲜血块。可通过内镜检查和钡剂灌肠 X 线造影检查明确诊断。

（5）小肠克罗恩病。其主要症状是腹泻或少部分腹泻与便秘交替进行。粪便的性状多为软便、水样便、黏液便，同时伴有腹痛。腹痛多数为较轻的钝痛，发作期可有绞痛，以下腹部为主，有时也会引起全腹疼痛，而且患者体重会减轻。

当便秘症伴有全身乏力时可能是哪些原因引起

（1）大肠癌。大肠癌根据病发部位不同可分为右半结肠癌、直肠癌、肛管癌等，除各自特有的症状和体征外，也具有两项共有症状：一是大便情况改变；二是慢性消耗表现，如贫血、体重减轻、食欲不振、全身乏力等。

（2）肠结核。肠结核除有腹部症状以及大便情况改变外，还会出现结核杆菌产生的毒素所引起的全身症状，如发热、食欲不振等。由于患者消耗量大，进食量少，会导致体重减轻、瘦弱乏力、精神疲惫等。

（3）结肠过敏症。结肠过敏症是由于中枢神经以及自主神经功能紊乱，引起肠管的运动和分泌功能失调而发生的。患者常有腹泻与便秘交替出现，其粪便干结如羊粪样，并伴有精神因素引起的全身乏力，以及失眠、厌食、注意力不集中等。

（4）高血钙症。血钙高时，可使神经肌肉应激性降低，肠道平滑肌弛缓，出现便秘、乏力、倦怠、肌肉松弛等症状。

当便秘症伴有出血症状时可能是哪些原因引起

便秘症患者并发出血症状通常有以下几种情况：

（1）痔疮出血。便血是内痔的常见症状，但并非每次解大便时都会出血，一般以大便干燥时为多见。痔疮患者因排便时肛门疼痛，往往反射性引起排便抑制，更易发生便秘症。而痔疮出血又易在大便干燥时发生。两者互为因果。当痔核较大，痔黏膜组织变薄，用力排便时干燥粪块擦破痔黏膜，则引起便血。严重者因用力排便可呈现喷射状出血。遇此情况，应作直肠镜检查，以进一步确诊。

（2）肛裂出血。肛裂患者常伴发便秘症，在用力排便时，干燥的粪便扩张肛管，引起肛管小血管撕裂而出血。其特点是出血量一般较少，或粪便表面带鲜血，或便时鲜血点滴而出。另一特点是排便时肛门疼痛，排便后疼痛可持续较久，肛门视诊即可确诊。

（3）大肠息肉。大肠息肉的主要症状是便血，特点为间歇性、色鲜红、量不多，且不与粪便相混。大多数患者肠黏膜上虽然长了息肉但无自觉症状，这是因为小的息肉仅仅是肠黏膜上隆起的小结节。大的息肉则常为带蒂的小瘤，突入肠腔，在肠内上下移动，因粪便压迫和刺激而使表面常有溃疡、糜烂，甚至出血。直肠息肉为无痛性便血，血色鲜红，但一般出血量较少。儿童便血多为直肠息肉。

（4）大肠癌。大肠癌的主要症状是粪便带血。如果癌肿位于右半侧结肠，如回盲部、升结肠、肝曲部位，粪内常有潜血，明显出血不常见；如果癌肿位于左半侧结肠，便血的颜色多呈鲜红或暗红色，附于粪便表面。如出血量不多，又加之便秘症，则血色发黑，血与粪便相混合。乙状结肠癌常有便秘与腹泻交替出现，粪内有鲜血、脓及黏液；直肠癌则为便中带血或脓血，或粪内有血性分泌物的黏液血便，或出现黑色粪便。

（5）结肠憩室炎。多位于乙状结肠，有习惯性便秘症病史，无并发症的憩室无症状，如果憩室发炎，可有黏液血便、腹痛、发热等症状。

（6）肠套叠。常为黏液血便，呈果酱状，儿童多见，伴有腹痛，腹部可扪及套叠的肿块，易引起肠梗阻。

当便秘与腹泻交替出现时应怎样进行诊断

人体内调节内脏及肠道的神经叫自主神经。自主神经分为交感神经和副交感神经。两者相辅相成。例如，交感神经能抑制肠道的运动和分泌功能，而副交感神经却能增强肠道的运动和分泌功能。当肠道的某一部位发生器质性或功能性改变时，就会刺激自主神经将连续不断的刺激信号传到大脑皮质。久而久之，便可导致大脑皮质的调节功能紊乱，这时副交感神经中枢就会趁机从大脑皮质的控制下解脱出来，兴奋性增强，受其支配的肠道运动加快，患者从而出现腹泻；副交感神经兴奋过久，可因疲劳而逐渐衰退并转为抑制，肠道肌肉也就松弛下来，蠕动减弱，结果引起便秘症。这种便秘症称为弛缓性便秘症，是肠结核的典型表现。肠道易激综合征患者由于副交感神经中枢受到强烈刺激而处于极度兴奋状态，使结肠远端持续痉挛，而引起"痉挛性便秘症"，该症患者排出的大便往往呈细带状或羊粪样。

引起腹泻与便秘交替出现的疾病通常有肠结核、局限性肠炎、肠道易激综合征等慢性肠道炎症性疾病。另外，大肠癌，特别是右半侧结肠癌，也会有便秘和腹泻交替出现的现象。该症由于远端结肠出血，大便隐血试验可持续呈阳性，部分患者右腹部可扪及肿块，并伴有压痛，易被误诊为阑尾包块。

便秘症的治疗与调养

结肠癌便秘通常有什么症状

结肠癌便秘症由于癌变多致肠腔狭窄，肠腔内粪便至左侧结肠后多已形成固体，故临床上多呈现急性、亚急性或慢性肠梗阻症状。大多数为顽固性便秘症，其大便特点为粪便条一侧出现沟，其粪便条逐渐变细；同时出现里急后重、便意频繁而排便不畅等直肠刺激症状以及肉眼血便或黏液血便等。癌肿侵犯肛管时，则以便血及排便时肛门疼痛为主症。当癌肿侵犯到肛门括约肌时，可造成大便失禁。

直肠癌便秘会有什么症状

便秘症是直肠癌的早期症状之一。其特点是便秘症伴有便血。粪便所带的血多呈鲜红色，量不多，但间歇性反复出现。平素排便规律、大便性状正常的人，近期内突然发生便秘症，排便不畅，或发现粪便变细或便条一侧有沟，且粪便常带少量鲜血又无痔疮等病症时，特别是年龄大者或老年人，应考虑直肠癌的可能性，须认真检查。直肠癌便秘症患者，有时还伴有直肠刺激症状，如便意频繁、排便不净感，或肛门内不适及下坠感等，时有少量黏液便。当癌组织发生感染时，则经常排出黏液血便，且大便次数增多。当直肠癌引起直肠狭窄时，可引起粪便变细或便条一侧有沟。直肠癌后期，除排便改变外，还出现全身症状，如贫血、营养不良、体重减轻及恶病质。

出现肠道子宫内膜异位便秘症会有什么症状

肠道子宫内膜异位引起的主要病理学改变为肠黏膜、肠壁炎症和纤维化变性,造成肠狭窄以致肠梗阻,影响肠功能而发生便秘症。其便秘症常呈严重进行性,或便秘与腹泻交替出现,或呈现与月经周期相关的周期性便秘症,即行经期加重,经期后消失或减轻,或仅见于行经期。另外,常出现肛门坠胀感,性交疼痛;若累及直肠则有里急后重感或时有便意,以及经期排便疼痛,甚至周期性便血等。严重者可出现不完全性肠梗阻或间歇性、完全性肠梗阻症状,如便秘、腹胀、腹痛、恶心、呕吐等。

出现肠易激综合征便秘会有什么症状

什么是肠易激综合征

肠易激综合征是一种以整个肠道对刺激的生理反应过度或反常为特点,以肠道功能紊乱为主要表现的肠道功能性疾病。

肠易激的症状是什么

其主要症状是结肠痉挛性腹痛、便秘或便秘与腹泻交替,以及粪便中偶尔带有大量透明黏液,同时伴有消化不良症状,如上腹胀满、嗳气、恶心、呕吐等,还伴有全身性神经官能症表现,如心悸、气短、胸闷不舒、乏力、多汗、头痛等。肠易激综合征引起的便秘症属结肠痉挛性便秘症,所以便秘时粪块坚硬如羊粪状。痉挛性结肠型肠易激综合征,最突出的表现是下腹痛和羊粪状便秘，以后可发生腹泻继痉挛性便秘症，且多在早晨进餐后腹泻，每天排便多次（多为黏液便），经过一段时间后又可转为痉挛性便秘症。由于痉挛性便秘症是因体内各种器质性病变所致的病理反射引起，因此必须经全身系统检查，包括 X 线钡剂检查、内镜检查等，在排除器质性病变之后，才能确诊。

先天性巨结肠症便秘症有什么症状

先天性巨结肠症引起的便秘症为：

（1）新生儿发生顽固性便秘症，用一般泻药或灌肠法治疗难以奏效。

（2）腹部膨隆胀大，肚脐外翻突出，腹部可见胀大的肠型及肠蠕动波等。

（3）全身出现营养不良、食欲不振、消瘦等症状。

患先天性巨结肠症便秘症会有哪些不良后果

先天性巨结肠症便秘症病程迁延者，可见于幼儿期或儿童期。除顽固性便秘症外，常有发育延迟、营养不良，甚至低蛋白血症和营养不良性水肿等症状。有的患儿在出生时发生严重便秘，此后数月或数年排便正常，但以后又发生顽固性便秘症，甚至反复发生肠梗阻，出现严重腹胀，叩如鼓声，可摸到腹内干燥粪块等。

哪些人应警惕患先天性巨结肠症便秘症

直肠指诊检查时，直肠空虚，无器质性狭窄。有上述病史者，应及早进行体检，早期确诊并采取相应治疗措施。

便秘的治疗及应注意事项

治疗便秘症用药应注意什么

（1）患者宜经过详细诊断，并向医师咨询后方可用药，特别是以下几类患者不可擅自用药：

① 患有其他疾病正在用药或接受治疗的患者。

② 怀孕或有怀孕可能的女性患者。

③ 出现剧烈腹痛、恶心呕吐等症状的患者。

（2）要遵照药品说明书的服用方法与剂量，切不可因治愈心切而过量服药。

（3）绝对不可将医师的处方转交他人照此治疗，或将药物转交他人自行服用。

（4）服用便秘症药而引起严重的腹痛、腹泻、呕吐、发疹时，应立即到医院诊治。

（5）服药 1 周后，仍无疗效者，应找医师进一步诊疗。

使用润滑药物时应注意哪些问题

润滑药主要有液状石蜡、甘油及开塞露，其中开塞露为复方制剂,有润滑及刺激肠道双重作用。此类药物的作用主要在于其能润滑肠壁,软化大便,使粪便易于排出。剂型有固体栓剂和液体栓剂两种。固体栓剂适于儿童及老年人使用,每次 1 粒只需塞入肛门即可。使用液体栓剂时可用本类药物50％溶液灌肠。应注意的是,此类药物用后有头痛、咽部不适、口渴、恶心、呕吐等不良反应。

使用缓泻药物应注意哪些问题

缓泻药常用于便秘症及肠镜、胆管造影检查前的清洁肠腔工作。由于缓泻药具有导泻力量温和及不良反应小等特点,故特别适用于体质虚弱者,如老年人、孕妇、儿童等。但缓泻药不能被当做治疗便秘症的常规药长期使用,应先确定发生便秘症的原因和类型后方可对症服用。另外,蓖麻油等缓泻药不但不能起到排出脂溶性毒物的作用,相反,还易促进这类毒物的吸收。对于极度衰弱、脱水状态、机械性肠梗阻、腹膜炎、伤寒、妊娠末期及诊断未明的腹痛,缓泻药亦属禁忌。

缓泻药物分哪几大类
缓泻药具体可分为以下三类:
(1)容积泻药。白色合剂。
(2)肠道刺激药。蓖麻油、果导、大黄。
(3)润滑药。甘油栓、开塞露、麻仁丸等。

常用缓泻药物有哪些
缓泻药包括胃肠舒、蓖麻油、果导、甘油栓、大黄、开塞露、麻仁丸等。其中胃肠舒是一种生物制剂，具有刺激胆汁分泌、乳化脂肪、增强胰酶、促进和调节肠蠕动的作用；大黄、麻仁丸是中药剂，大黄具有清热、通腑攻下的作用，麻子仁具有润肠通便的作用。

服用溶积泻药应注意哪些问题

溶积泻药主要包括硫酸镁、硫酸钠、一二三灌肠剂等。由于本类药物不易被肠壁吸收且易溶于水中的盐类离子，服用后可在肠内形成高渗盐溶液，因此能吸收大量水分，从而阻止水分被肠道吸收，使肠内容积增大，对肠黏膜产生刺激，增强肠管蠕动而利于排便。某些在肠内不被吸收的物质口服后也可由于增大肠容积而引起排便。

溶积药一般都为清晨空腹服用。导泻时不宜大量服用浓度过高的溶液，否则易使体内水分被其大量吸收而导致脱水。该类药物禁用人群包括：肠道出血患者、急腹症患者、孕妇、经期妇女，以及中枢抑制药中毒患者。

服用刺激肠道性泻药应注意什么

刺激肠道性泻药主要有酚酞、蓖麻油、果导等。其作用在于此类药物本身或其在体内的代谢物能够刺激肠壁，使肠道蠕动增加，以促进粪便排出。因刺激肠道导致排便所需时间为 8～10 小时，故应睡前口服。

还应提醒注意的是，本品与碳酸氢钠及氧化镁等碱性药并用时，能引起变色；其次连续服用容易引起皮疹，也可出现过敏反应及引起肠炎、皮炎及出血倾向等不良反应。

用中成药治疗便秘时应注意什么

（1）忌烟、酒及辛辣、油腻食物。

（2）患高血压、心脏病、肝病、糖尿病、肾病等慢性病的患者，或者是正在接受其他治疗的患者，均应在医师的指导下服用。

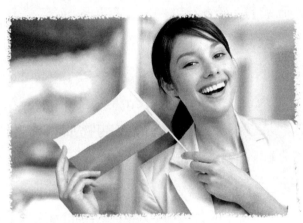

（3）服药后大便次数每日2～3次者，应减药量；每日3次以上者，应停用并向医师咨询。

（4）服药3天后症状无改善，或出现并发症者应去医院就诊。

（5）小儿、孕妇、年老体弱及脾胃虚寒者慎用，若需使用，必须经医师指导。儿童用药需在成人的监护下。

服用一般性泻药应注意什么

一般性泻药，包括膨胀性泻药，如膳食纤维、琼脂等；或盐类泻药，如硫酸镁、中药芒硝等。服用以上泻药都需要吸收足够的水分，使药物体积膨胀或增加肠内渗透压，发挥刺激肠道蠕动，促进排便。即使是服用刺激性泻药大黄、番泻叶等，也需要在大肠进行水解后才能发挥作用。服用甲基纤维素治疗便秘症时，如果饮水不足，反而容易造成肠梗阻。所以，服以上泻药时应饮用足够的水，以确保泻药发挥最大的药性。一般认为，服药时至少应饮水 100 毫升，才能顺利送入胃肠道，绝对不能干吞药片、药粉或胶囊等。

孕妇服用泻药应注意哪些问题

孕妇服用泻药应避免药物及其不良反应对胎儿的影响，以免导致胎儿生长发育不良、畸形胎儿的形成，甚至流产。故孕妇服用泻药必须注意以下几点：

（1）由于大多数容积泻药及肠道刺激药在刺激肠壁、使肠蠕动增强的同时可引起子宫收缩，故妊娠期特别是妊娠末期的女性服用此类泻药有导致早产或流产的可能。因此，若孕妇便秘严重必须用药时，应选择引起子宫收缩作用小的润滑药或栓药。

（2）长期服用液体石蜡导泻药会妨碍母体对钙、磷及脂溶性维生素的吸收，从而导致胎儿对这些物质的摄取减少，易造成胎儿发育迟缓或发育不健全。

（3）大多数泻药对消化道都有刺激作用，会引起恶心、呕吐，从而加重妊娠初期的妊娠反应，故这方面的不良反应亦应引起注意。

急、慢性便秘患者选择西药治疗时要注意什么问题

（1）刺激性泻药。酚酞可刺激肠黏膜，促进其蠕动而排便。此药适用于慢性便秘症，但不可久用。睡前口服果导片 1～2

片，可作用3～4天，但幼儿及孕妇慎用，婴儿及患有高血压、心力衰竭、肠梗阻、阑尾炎等患者禁用。也可服用蓖麻油，但由于服用后会出现恶心、呕吐等不良反应，因此孕妇忌用。还可服用比沙可啶（便塞停），适用于急、慢性便秘症和习惯性便秘症，但服用前后两小时，不宜喝牛奶或服抗酸药。服药后，虽可出现腹痛现象，但排便后症状会自行消失。

（2）润滑性泻药。睡前服用液体石蜡15～30毫升，可润滑肠壁，软化大便，使之易于排出。此药适用于慢性便秘症和手术后排便困难，也用于小儿便秘症。但不宜久用，以免影响钙、磷元素及脂溶性维生素的吸收，造成缺乏症。

（3）润湿性泻药。每天服多库酯钠50～240毫克，可降低粪便表面张力，使水分和脂肪类物质进入粪便，使之软化，利于排出。此药适用于肛门排便无力的患者、直肠病患者或手术后的患者。

（4）溶积性泻药。患者可在清晨空腹服用浓度为5%的硫酸镁溶液400毫升，2～4小时即可排便。但胃肠溃疡出血的患者、急腹症患者及孕妇、经期女性等禁用。

（5）膨胀性泻药。如羧甲纤维素及车前子等，适用于便秘与腹泻交替出现的患者。

此外，小儿及年老体弱的便秘症患者，可使用甘油栓或开塞露帮助排便。便秘症患者还应避免使用某些药物，如磷酸可待因、盐酸吗啡与硫酸阿托品、铁剂、溴丙胺太林（普鲁本辛）、氢氧化铝凝胶等，以免加重病情。

患神经官能症患者怎样用药物治疗便秘

对于由神经官能症而引起便秘的患者，要进行药理和心理的双重治疗。首先要对患者进行精神安慰，尽量解除患者精神负担，消除患者的心理障碍。同时，对明显焦虑的患者可短期选用氯氮草（利眠宁）、地西泮，配合以下泻药治疗：

（1）润滑药。甘油或液体石蜡每次 10～20 毫升，每晚 1 次，口服。用于粪便特别干结，或年老体弱、排便动力减弱的患者。

（2）容积性泻药。硫酸镁每次 5 克，用水 400 毫升溶解后顿服。

（3）刺激性泻药。酚酞每次 0.1 克，口服，日服两次；番泻叶作用在大肠，可用 3～6 克，开水泡服，每日 1 次。

（4）麻仁丸。临睡前服 9 克，每天 1 次。

（5）开塞露灌肠。

因精神压力而导致的便秘应如何治疗

部分自主神经不稳定的人，如果精神压力过大，就很容易发生痉挛性便秘症。着手治疗这种便秘症之前，应作钡剂灌肠 X 线检查、内镜检查以及粪便检查，以排除器质性疾病。治疗应从以下几方面入手：

（1）注意日常起居保健。

（2）不可滥用泻药。

（3）可用按摩、针灸以及体疗等非药物治疗。

（4）重视饮食治疗。

儿童便秘应采取哪些治疗措施

（1）急性便秘症。在儿童身上发生的急性便秘，大多由全身疾病、饮食变化和外出旅游等因素诱发。有便秘症状的婴儿若体重增加，且没有腹胀、腹绞痛等情况，可暂时不去医院在家观察一段时间。相反，则应立即送医院治疗。可用小的甘油栓插入肛门或灌肠。年龄较大的儿童可用氧化镁乳剂或适量口服泻药。

（2）慢性便秘症。初学步幼儿和年龄较大儿童的慢性便秘症的治疗应分为清除和维持两个阶段。清除阶段一般通过一段时间的高渗磷酸盐灌肠进行治疗，每日 1 次，共 3~4 日；或者对直肠内的粪便残渣基本清洗干净为止；也可使用结肠灌洗液，或以手清除。维持阶段的治疗可采取以下 3 种方法：① 药物。用矿物油乳化药两匙，每天 2 次，或其他的替代方法，导泻药，隔天灌肠一次。② 饮食。以高纤维食物为主。③ 大便习惯的训练。定时排便并保持适当的排便姿势。

慢性便秘症的婴儿首先要排除器质性疾病的可能性。如诊断为功能性便秘后应采用饮食疗法。若是由母乳或牛乳的不足所致，应给予适当的补充。此外也可能是菜汤或果汁供给不足所致，如适当增加摄入量症状即可缓解。此外，也可用梅汁 60 毫升，再用 60 毫升的水稀释，每天喂饮 1 次或 2 次；也可用黑米浆和麦芽汁兑水喂饮。

用番泻叶治疗便秘要注意什么

番泻叶的主要成分是什么

番泻叶是一种常用的泻下药,为豆科植物,主要产自印度和非洲。由于它泻下作用显著,临床应用较多,如术前清洁肠道、急性胰腺炎泻下等常用番泻叶泡水饮服。番泻叶主要含番泻叶苷、大黄酚、芦荟、大黄素及大黄酸等成分。

番泻叶的药理作用是什么

主要具有以下作用:

(1)泻下。番泻叶浸剂中含有蒽醌衍生物,其泻下作用及刺激性比其他含有蒽醌类的泻药更强,可能会产生腹痛等不良反应。鉴于番泻叶的作用强而广,故适宜急性便秘症。

(2)抗菌抑菌。番泻叶浸剂对奥杜盎小芽孢癣菌和星形双卡菌等皮肤真菌有抑制作用。倒卵叶番泻叶的醇提取物对多种细菌,如葡萄球菌、白喉杆菌、伤寒杆菌、副伤寒杆菌及大肠埃希菌有抑制作用,其水提取物仅对伤寒杆菌有效。

(3)止血。番泻叶口服可增加血小板和纤维蛋白原,缩短凝血时间、复钙时间、凝血活酶时间与血块收缩时间,有助于止血。

(4)肌肉松弛作用。番泻叶能在运动神经末梢和骨骼肌接头处阻断乙酰胆碱,从而使肌肉松弛。

(5)其他。耳叶番泻叶的种子有降低空腹血糖的作用,全草中还含有强心苷,具有强心作用。

应该注意的是:番泻叶虽下泻作用显著,但并不能作为常

便秘症的治疗与调养

用通便药来使用。如大量或长期服用番泻叶，会引起肠道炎性充血和蠕动，使肠内的水分急剧下降，造成肠内干燥少液，大便燥结，不但不能治愈便秘，反而会加重病情。番泻叶对肠道刺激较为强烈，因此更适用于治疗急性便秘症。由于番泻叶性味苦寒，适用于热积便秘症，如胃肠积热、食物积滞、胸腹胀满等。对大便干结、口干口臭、赤身热、小便短赤、心烦、腹胀满或疼痛等症有很好的疗效。平素脾胃虚寒、便溏者不宜服用。

哪些人宜用或不宜用番泻叶

番泻叶的作用比大黄强，内服 1～2 克，经过 5～6 小时，无腹痛而排稀便，对于习惯性便秘症及老年性便秘症、体虚便秘症等均可按此量应用；若用 3～6 克，在 2～3 小时内即可引起水泻，同时伴有肠鸣腹痛，用量稍大，泻下作用颇为猛烈。番泻叶的不良反应也很明显，过量使用会出现呕吐、恶心、食欲低下、痔疮加重等。有慢性肠黏膜炎者，不宜服用番泻叶。孕妇及哺乳期、月经期的女性也应禁用番泻叶。

怎样用药浴来治疗便秘症

什么是药浴疗法

药浴疗法是在中医理论指导下，选用天然草药加工制成浴液，通过熏蒸洗浴人体外表，以达到养生治病的目的。

药浴疗法的功效是什么

药浴疗法的功效主要有刺激作用和药效作用两个方面：

（1）刺激作用。指洗浴时浴水对体表和穴位的温热刺激或冷刺激、化学刺激和机械物理刺激等。水的温度刺激、静水压力等物理作用，以及水中含有微量的无机盐的化学刺激作用，可以通过经络、腧穴将刺激信息传入内脏或至病所，发挥调节或治疗作用，从而达到治病养生的目的。此外，药浴时水的热力可以扩张血管，促进血液循环和新陈代谢，药物中的有效成分通过开放的皮脂腺、汗腺等渗透吸收，一些发挥性的药物分子还可以经上呼吸道进入人体。

（2）药效作用。药浴后，药物可以通过透皮吸收，使局部或全身的血药浓度提高，从而产生治疗作用。药浴可以使药物透过皮肤、穴位等直接进入经络血脉，分布全身，再发挥其药理作用。

治疗便秘症的药浴方有哪些

药浴方是根据不同的病症来选择相应的药物配伍，因而可以产生不同的治疗作用。以下介绍几种药浴方（仅供参考）：

（1）取适量的芒硝、大黄、甘遂、牵牛子，加水煎汤，去渣取汁，洗浴时让药液不断流动，冲洗脐部，水凉即停。具有泻热通便、润燥软坚的功效，适用于实热便秘症。

（2）取槐花 30～50 克，加水煎汤，去渣取汁，淋浴肛门。具有通便的功效，适用于老年性便秘症。

（3）取黄柏、黄芩、银花、苍术、苦参、蛇床子、蒲公英、赤芍、当归、丹皮各 15 克，放入盆中，加水煎汤，去渣取汁，熏洗肛门。具有清热活血、解毒的功效，适用于并发痔疮和肛裂的便秘症患者。

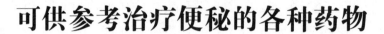

可供参考治疗便秘的各种药物

国家非处方药品中的缓泻西药都有哪些

不用医师诊断和开处方的药物称非处方药,消费者可依据自己所掌握的医药知识,并借助阅读药品说明书而选择使用。国家非处方化学药品中可选用的缓泻药有以下几种:

（1）乳果糖口服溶液。本品为甲类非处方药。乳果糖在小肠中不会被吸收,在结肠中分解成酸性代谢物后,仅一小部分能被吸收,因此导致肠腔内渗透压升高,水和电解质潴留,肠容积增大,对肠壁产生机械性刺激,再加之酸性代谢物的化学性刺激,从而导泻。适用于慢性功能性便秘症。

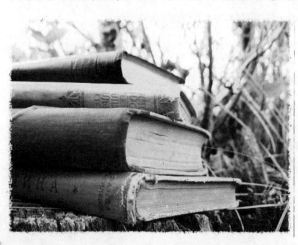

（2）比沙可啶肠溶片。本品为甲类非处方药。口服后很少被吸收,直接作用于大肠,刺激其感觉神经末梢,引起直肠反射性蠕动增强而导致排便。适用于急性和慢性便秘症。

（3）甘油栓。本品为乙类非处方药。能润滑并刺激肠壁，软化粪便，使粪便易于排出。适用于年老体弱者便秘症的治疗。

（4）开塞露（含甘油）。本品为乙类非处方药。能润滑并刺激肠壁，软化粪便，使粪便易于排出。适用于小儿及年老体弱等便秘症患者服用。

（5）开塞露（含山梨醇）。本品为乙类非处方药。能润滑并刺激肠壁，软化粪便，使粪便易于排出。适用于小儿及年老体弱等便秘症患者服用。

（6）车前番泻复合颗粒。本品为乙类非处方药。卵叶车前草的种子及果壳中含有纤维，在肠道中遇水膨胀形成黏液团，使大肠内粪便膨胀软化，易于排出；番泻果实中含有苷类物质，对肠道有轻微刺激作用，促使肠道蠕动。两者协同，可确保温和的缓泻作用。适用于成人便秘症，老年人肌力降低引起的便秘症，产后、术后及痔疮患者的便秘症。

（7）羧甲纤维素钠颗粒。本品为甲类处方药。此药在肠腔内，可充分吸收水分而膨胀，刺激肠道平滑肌蠕动而增强排便，在发挥泻下作用时，既不被消化也不被吸收。适用于轻、中度便秘症患者服用。

治疗便秘的常用中成药有哪些

治疗便秘常用以下一些中成药：
① 九制大黄丸。
② 三黄片。

③ 大黄清胃丸。

④ 大黄通便冲剂。

⑤ 卫生润肠丸。

⑥ 木香槟榔丸。

⑦ 五仁润肠丸。

⑧ 牛黄解毒丸。

⑨ 牛黄清胃丸。

⑩ 龙荟丸。

⑪ 半硫丸。

⑫ 当归龙荟丸。

⑬ 苁蓉通便口服液。

⑭ 更衣丸。

⑮ 便秘通。

⑯ 活血润肠丸。

⑰ 通幽润燥丸。

⑱ 枳实导滞丸。

⑲ 通便灵。

⑳ 通便灵胶囊。

㉑ 番泻叶冲剂。

有治疗便秘功效的中草药有哪些

（1）大黄。本品善于荡涤胃肠实热，清除燥结积滞。大黄6克，以温开水泡服。主治习惯性便秘。

（2）肉苁蓉。具有补肾、益精、润燥、滑肠的功效。以肉苁蓉2份、沉香1份研为末，麻子仁汁打糊为丸如梧子大，每次6克,清米汤送下。适宜血枯便秘和阳虚便秘。

（3）当归。能补血调经,润燥滑肠。用当归15克,生首乌15克,煎水服用。主治血虚肠燥便秘。

（4）何首乌。具有补肝肾、调精血之功效。以生首乌30～60克,水煎服。主治血虚便秘。

（5）决明子。决明子具清肝、明目、通便之功效。以草决明子炒后研末,每次5～10克,开水冲服。主治习惯性便秘。

（6）花粉。具有清热生津、润燥之功效。花粉15克,当归15克,玄参15克研末口服,每次6克,每日3次,10日为1个疗程。主治阴虚肠燥便秘。

（7）火麻仁。具有润肠通便,滋养补虚之功效。麻仁加苏子适量,研烂,水滤取汁,煮粥食之。治病后津亏及产后血虚便秘。

（8）阿胶。具有滋阴补血润肠功效。阿胶炀化兑水服用。主治体虚便秘,产后虚弱,大便秘涩。

（9）桑椹。桑椹能滋阴润肠。用新鲜黑桑椹挤汁,每次服15毫升,每日2次。适宜于体虚肠燥及慢性血虚便秘。

（10）松子仁。具有养液、润肺、滑肠之功效。松子仁30克,每日早、晚同粳米煮稀饭吃。主治慢性肠燥便秘。

（11）蜂蜜。能润燥滑肠,滋养补中。以蜂蜜180克,黑芝麻30克,研烂调和蒸熟,每日2次服用。适宜于肠燥便秘者。

（12）天冬。能养阴清热,润肺滋肾。以天冬、枸杞、桔梗各适量,泡水代茶饮。主治阴虚肠燥便秘。

便秘症的治疗与调养

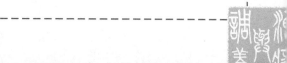

可供参考的中医验方、偏方

（1）白术散。取生白术适量，粉碎成极细末，每次服用白术散10克，每天3次。此法对虚性便秘疗效颇佳，一般用药3～5日，大便即可恢复正常，大便正常后即可停药，以后每周服药2～3日，即可长期保持大便正常。

（2）芍甘汤加味。取生白芍30克，生甘草20克，枳实15克，加水2碗煎成大半碗，每日1剂，分2次服用。此方可治疗各种原因所致的便秘。此法特别适用于老年、久病体弱的成人便秘患者，但孕妇慎用。

（3）连翘饮。取连翘15～30克，煎沸当茶饮，每日1剂。小儿可兑白糖或冰糖（不兑糖效果更好）服用。持续服用1～2周，即可停服。此方特别适用于手术后便秘、妇女（妊期、经期、产后）便秘、外伤后（颅脑损伤、腰椎骨折、截瘫）便秘、高血压便秘、习惯性便秘、老年无力性便秘、脑血管病便秘及癌症便秘等。

（4）车前子饮。每日取车前子30克，加水煎煮成150毫升，每日3次，饭前服，1周为1个疗程。一般治疗1～4个疗程即可痊愈。服药期间停服其他药物。本方不仅可以治疗便秘，而且还有降血压作用，特别适用高血压而兼便秘患者。另外，以车前子为主治疗糖尿病便秘患者，均有明显的近期、远期疗效。

（5）昆布汤。昆布60克，温水浸泡几分钟，加水煮熟后，取出昆布待适宜温度，拌入少许姜、葱末，加盐、醋、酱油适量，1次吃完，每日1次。

（6）生甘草饮。取生甘草2克，用15～20毫升开水冲泡

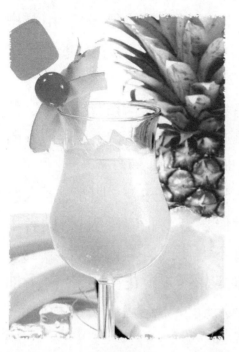

服用。每日1剂。本法专治婴幼儿便秘，效果满意，一般用药7～15日即可防止复发。

（7）胖大海饮。取胖大海5枚，放在茶杯或碗里，用沸水约150毫升冲泡15分钟，待其发大后，少量分次频饮，并且将涨大的胖大海也慢慢吃下，胖大海的核仁勿吃，一般饮服1日大便即可通畅。

（8）蒲公英煎水。取蒲公英干品或鲜品60～90克，加水煎至100～200毫升，鲜品煮20分钟，干品煮30分钟，每日1剂饮服，年龄小服药困难者，可分次服用，可加适量的白糖或蜂蜜以调味。

（9）桑椹子煎水。取桑椹子50克，加水500毫升，煎煮成250毫升，加适量冰糖，以上为1日量，1日服1次，5日为1个疗程。

（10）决明子饮。取决明子20克，放置茶杯内，以白开水冲浸，如泡茶叶一样，20分钟后，水渐成淡黄色，香味四溢，即可饮用，喝完药液后，再加1次开水泡饮。

（11）润肠方。火麻仁、枳壳、杏仁、桃仁、防风、槐角、五味子、莱服子等各适量。用水煎汤服，每日1剂30克左右。可用于治疗习惯性便秘，肛裂或痔疮所致的便秘，慢性结肠型便秘。

（12）握药法。取巴豆霜，干姜，良姜，白芥子，甘遂，槟榔各等量共研细末,以米饭合丸。清晨起床后或早饭后,用花椒水洗手,双手掌心涂些香油,各握一药丸。治疗虚寒性便秘(冷秘),一般握药 20 分钟即可泻下通便。

(13)示指按摩人中穴法。患者自己用示指按揉人中穴(位于鼻与上口唇之间正中),每次顺时钟方向 36 次,逆时钟方向 36 次,每天数次。坚持按摩,可防治习惯性便秘。

(14)简易导便法。将肥皂条 1 根,长 3～5 厘米,插入肛门保留片刻,即可通便。插条时便秘者要张口呼吸,帮助者手法要轻。男女老幼便秘者,数日不大便或有粪嵌塞者均用。

(15)喝油法。早晨空腹时喝香油或花生油等食用油 20～30 毫升。适用于顽固性便秘,粪便干结者。可滑肠通便。或用液体石蜡油代替也可以。

(16)中药贴脐法。用大戟粉 1.5 克(或甘遂粉 1.5 克),枣肉 10 个,共捣成膏状贴于脐。可通大便,治疗顽固性便秘。

(17)大葱贴敷法。取大葱白 200 克,白胡椒 100 克,共捣烂成糊状。用薄膜贴于左"腹结穴"处。可通大便,治疗顽固性便秘。

治疗便秘的一些常用物理疗法

治疗便秘症的揉腹法怎样做

揉腹的作用是什么

腹部是人体的重要部位,内有胃、肠、肝、脾、肾和膀胱等重要脏器,这些器官功能的正常与否,会直接影响着人们的健康与寿命。揉腹的作用主要有:

(1)通上下,和阴阳。揉腹时手掌按肚脐,以脐为中心按摩。而肚脐是人体一个重要穴位神阙穴,属于人体阴脉之总汇任脉的要穴,与人体阳脉之总汇督脉的命门穴相对应。任脉纵行于人体腹侧正中线,督脉纵行于人体背侧脊柱正中线,上在头顶,下在会阴,两脉相连接,主全身之阴阳;脐与诸经百脉相通,所以通过揉腹可以调整人体阴阳,使之平衡,则脾胃协和,上下通顺。

(2)可疏通经络,通畅气血,增加腹肌和肠平滑肌血流量,从而改善血液循环,调整胃肠功能。

(3)可增强腹壁肌肉和肠道平滑肌张力,促进胃肠功能,有利于排便。

（4）能健脾助运，促进胃肠消化液分泌，加强对饮食的消化、吸收及粪便的排出，减少胃肠积滞。

揉腹法怎样操作

全身放松，仰卧。双手摩擦直至生热，将一只手手心按于肚脐上，另一只手叠放于其上。先按顺时针方向绕脐部揉腹50次，再按逆时针方向揉腹50次。按揉时要按呼吸节律以匀速轻柔进行，不可用力过大过猛。便秘症患者可自行按摩，也可由他人或护理人员按摩。揉腹按摩可随时进行，但一般最好选择晚上入睡前，或早晨醒来起床前。每日1次或2次。

此外，揉腹前应排空小便，忌在饭后、过饱或过于饥饿的情况下进行。恶性肿瘤便秘症患者不宜用揉腹法。揉腹时出现肠内温热感、饥饿感或有便意、肠鸣、排气等属正常现象。

怎样用针灸治疗不同类型的便秘症

针灸的作用是什么

针灸可通过经络系统调整全身状况，调节支配胃肠运动和分泌等，从而解除或减轻患者便秘的痛苦。

怎样辨证论治

运用针灸疗法治疗便秘症，必须辨证论治，辨证取穴，并采用不同的手法，才能取得更好的疗效。以下是根据不同的便秘症类型采取的不同手法：

（1）燥热内结、大便燥结者治宜泻热通便，取大肠俞、天枢、支沟、内庭、上巨虚、厉兑、曲池穴,均用泻法,持续行针5分钟,用泻法以泻热保津。

（2）热盛伤阴、大便燥结者治宜清热滋阴润肠。取大肠腧、天枢、上巨虚穴,用泻法泻大肠之热,三阴交、太溪穴,用补法以滋阴增液。持续行针5分钟,可每隔两小时行针1次。

（3）肝火旺盛、大便秘结者治宜清肝通便。取太冲、肝腧、大肠腧、侠溪穴等,均用泻法,行针5分钟。

（4）气机郁滞、大便秘结者治宜疏肝理气通便。取中脘、阳陵泉、气海、支沟、内关穴等,均用泻法,留针20分钟,间断行针。

（5）痰热阻肺、腑气不通、大便秘结者治宜清肺化痰通便。取肺腧、列缺、丰隆、大肠腧、天枢穴等,均用泻法,持续行针5分钟。

（6）气血不足、大便秘结者治宜补气养血。取脾腧、胃腧、气海、足三里、三阴交、大肠腧、关元穴等,均用补法,留针10分钟,并可加灸。

（7）脾肾阳虚、大便秘结者治宜补肾助阳。取肾腧、脾腧、命门、关元穴等,均用补法,并可加灸。

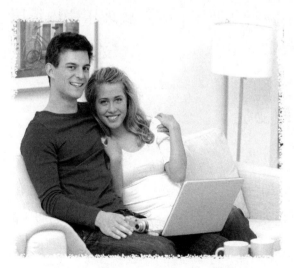

（8）取治便秘症的主穴大肠腧、天枢、支沟、上巨虚,热结便秘症加合谷、曲池穴;热结伤阴便秘症者加三阴交、太溪穴;肝火便秘症者加太冲穴;气滞

便秘症者加气海、阳陵泉穴；痰热便秘症者加丰隆、肺俞穴；气血两虚便秘症者加脾俞、气海穴；脾肾阳虚便秘症者加肾俞、脾俞、命门穴等。实秘用泻法，虚秘用补法，寒秘可用灸法。

怎样用耳针疗法来治疗便秘

耳针的作用是什么

耳针是在耳郭上一定部位进行针刺治疗疾病的一种方法。中医学认为，"耳为宗脉之所聚"，耳通过经络系统调整全身各脏腑器官功能活动，达到治病的目的。

怎样施行耳针疗法

耳穴在耳郭的分布有一定的规律：与头面部相应的穴位分布在耳垂，与消化道相应的穴位分布在耳轮脚周围成环形排列等。取大肠、直肠下段、脾、交感等穴。采用针刺法，要强刺激后留针 30 分钟，留针期间捻转两次；或埋针，或用中药王不留行籽埋压，或用小磁石丸埋压。埋针或埋压法均每周换 1 次。可治疗各种便秘症。

怎样用艾灸疗法治疗便秘症

艾灸法分哪几类

灸法是针灸疗法的重要组成部分。大体可以分为艾炷灸、艾条灸和其他灸 3 类。

艾炷灸怎样做

艾炷灸是将艾绒搓成上尖下粗的锥状,分大、中、小3种,分别如同蚕豆、大豆、麦粒。艾炷灸可分直接灸和间接灸两种,直接灸一般取用小艾炷,称为麦粒灸,使用时将艾绒点燃置病变部位或穴位上,至病者觉得有灼热感时,即更换艾炷,可连续多次,这种灸法不灼伤皮肤,也不化脓,灸后不留有瘢痕,称为非化脓灸;如果至艾炷燃尽以致形成灼伤、化脓、灸后留有瘢痕,称为化脓灸,一般病症很少使用。

间接灸一般取用大、中艾炷,根据不同病症,间隔各种物品,而不直接贴着皮肤,常用的物品有生姜片、蒜蓉、食盐和附子饼等,并以间隔的物品命名之。

什么是艾绒灸和药条灸

纯用艾绒制成的称为艾条灸;有药物掺入的称为药条灸。施用方法如前。

其他灸法有哪些

其他灸法主要有发泡灸,又名为天灸。发泡灸法在使用方法和取用材料上与上述各种灸法完全不同,使用材料多为对皮肤有刺激性的药物,如毛茛、白芥子、斑蝥等,经敷贴使皮肤产生水泡。

艾灸的穴位与时间

艾灸法治便秘症可取神阙、关元、气海、天枢、肾俞等穴,采用艾条湿灸法,每穴艾灸5分钟。

怎样用磁穴疗法治便秘症

磁穴疗法的功能是什么

磁穴疗法,简称磁疗,是利用磁场作用于人体经络、穴位或者局部达到治疗疾病目的的一种自然疗法。磁疗时,施加于穴位或病变部位的外加磁场,其作用在于能够连续不断地抵消各种内在或外界因素的干扰,调节人体内的电磁过程,使之重新恢复平衡。

怎样实施磁穴疗法

以下为磁穴疗法的过程:

(1)将直径 1 厘米左右的磁片贴敷于穴位处,常用的穴位有支沟、天枢、足三里、气海、大横等穴。磁片表面磁感应强度 500 ~ 2000 高斯(1 高斯 $=10^{-4}$ 特斯拉)。

(2)取直肠、大肠、皮质下、便秘症点、内分泌等耳穴。① 用磁棒点揉各穴 1 ~ 3 分钟;② 用磁棒推摩三角窝、耳甲艇、屏间切迹等穴区 1 ~ 3 分钟;③ 用双磁棒 N 极和 S 极对置点压便秘症点、大肠、内分泌穴等各 1 分钟。

怎样用刮痧疗法治便秘症

什么是刮痧疗法

刮痧疗法是一种用光滑扁平的器具蘸上润滑液体包括用手指钳拉患处以达到治病目的的一种简单自然疗法。

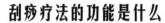

刮痧疗法的功能是什么

人体皮肤富有大量的血管、淋巴管、汗腺和皮脂腺,它们参与机体的代谢过程,并有调节体内温度,保护皮下组织不受伤害的功能。刮痧术通过经络腧穴对神经系统产生良性的物理刺激,其作用是通过神经系统的反射活动而实现的。通过刮痧手法刺激有关的经络腧穴,反射性地调节自主神经的功能,促进患者的胃肠蠕动,提高其肠胃的吸收能力。刮痧可以促进正常免疫细胞的生长、发育,提高其活性。刮痧还对消除疲劳、增强体力有一定的作用。现代研究表明,其主要原理是作用于神经和循环系统,使神经系统兴奋,血液及淋巴液回流加速,循环增强,新陈代谢旺盛,从而加强对疾病的抵抗力及治疗疾病。

怎样实施刮痧疗法

具体的刮痧疗法如下:重刮大椎、大杼、膏肓、神堂、大肠腧、天枢、上巨虚、支沟经穴部位;热结加刮曲池、合谷经穴部位,气滞加刮中脘、行间经穴部位;气血亏虚者加脾俞经穴部位轻刮,下元虚弱加气海至关元经穴部位轻刮。每经穴部位刮 3~5 分钟。

怎样用拔罐疗法治疗便秘症

什么是拔罐疗法

拔罐疗法是以罐为工具,利用燃烧、蒸汽、抽气等造成负压，使罐吸附于施术部位，产生温热刺激，使局部发生充血或瘀血现象，从而达到治疗目的的一种自然疗法。

拔罐的器具与方法有哪些

拔罐器具的种类很多，适合家庭应用的罐具有竹罐、玻璃罐、抽气罐。常用的拔罐方法有火罐法和抽气法。

可选择的穴位和留罐时间

拔罐疗法可以在神阙、气海、大巨、足三里；天枢、大肠俞、小肠俞；天枢、支沟、上巨虚、大肠俞、脾俞，三组穴位中任取一组，用闪火法将罐吸拔穴上，留罐 10～15 分钟。

怎样用按摩来治疗慢性便秘症

按摩对慢性便秘症有何功效

慢性便秘症患者如能按照以下方法早晚各按摩 1 次，能调理肠胃功能，锻炼腹肌张力，增强体质，有助于便秘症的康复。方法主要有自我按摩法、顺时针按摩法、点穴按摩法和促进便意按摩法。此外，还有针对不同人群的按摩等等。以下将分别予以介绍。

怎样自我按摩

（1）推揉腰骶部。坐在床上，两手五指并拢，反手以掌根附于同侧的腰骶部，适当用力自上而下地推擦 30～50 次，直至腰骶部发热。

（2）按揉肾腧穴。同上坐姿，两手叉腰，拇指向前按于同侧肋端，中指按于肾腧穴，适当用力按揉30～50次。

（3）按揉足三里穴。坐于床上，两膝关节自然伸直，用拇指指腹按在同侧的足三里穴上，其余四指紧附于小腿后侧，拇指适当用力按揉30～50次。

（4）按揉天枢穴。仰卧于床上，双手叉腰，中指指腹放在同侧的天枢穴上，大拇指附于腹外侧，中指适当用力按揉30～50次。

（5）掌揉中脘穴。同上卧姿，双腿自然伸直，将右手掌心重叠在左手背上，左手的掌心紧贴于中脘穴上，适当用力按揉30～50次。

（6）推腹外侧。同上卧姿，两手分别放在同侧的腹外侧，以掌根从两肋向下推至腹股沟，反复做30～50次。

（7）团摩脐四周。同上卧姿，将右手掌心重叠在左手背上，左手掌心放于肚脐旁，适当用力，绕脐作顺时针圆形摩动30～50次。

（8）拿捏腹肌。同上卧姿，用拇指与其余四指用力对合，边拿边捏腹部肌肉30～50次，双手可以同时进行。

（9）按揉关元穴。同上卧姿，用一手拇指指腹放在关元穴上，适当用力按揉30～50次。

（10）团摩下腹部。用右手掌心重叠于左手背，左手掌心紧贴于下腹部，适当用力作顺时针圆形摩动30～50圈，以皮肤发热为佳。

顺时针按摩法怎样做

患者仰卧，在中脘、天枢、关元等穴进行按揉，或用一指禅推法,按顺时针方向在脘腹部施按摩或旋转法。

然后令患者俯卧,按揉肝俞、脾俞、胃俞、肾俞、大肠俞等穴,并用滚法治疗两侧骶棘肌。在此基础上,根据不同类型的便秘症采用不同的加减手法。

(1)热秘。以强刺激的点法作用于中脘、天枢、关元等穴,并加用按揉曲池、合谷、大椎等穴。

(2)气秘。加取章门、期门用按揉法,取膻中用按揉法、一指禅法或直推法,并斜擦两肋以透热为度。

(3)虚秘。治疗手法宜轻柔持久,并加取足三里、血海施以按揉法。

点穴按摩法怎样做

患者先俯卧,按摩者以两手拇指各按左右两侧的穴位,主要取背部的腧穴,如肝俞、胃俞、肾俞、大肠俞和阿是穴。

点压完上述穴位后,令患者仰卧、屈膝,按摩者点压中脘、天枢、关元及大巨穴。由于单以手力难以取得理想效果,因此按摩者在点穴按压时要慢慢前倾,一面加上体重,一面指压。呼气时加入体重,吸气时则放松力气。每个穴位按压10次左右为宜。

能快速产生便意的按摩怎样做

能使肠的蠕动加速而产生便意,最快的方法是用指压按摩法。它可直接刺激大肠,促进蠕动。而按摩腰部和手部的穴位,可以刺激神经,间接促进大肠的蠕动,引发便意。

(1)腹部按摩法。先将两手掌合并摩擦生热,一手按在脐与大腿根部之间,依右下腹、脐上方、左下腹的方向作圆周形按摩 10～20 次。然后用手指指腹以相同顺序按压腹壁,一边移动一边反复按压。最后以强压法按压左下腹乙状结肠,使之受刺激后产生便意。

(2)腰部穴位按摩法。坐、跪坐或蹲姿,脊背稍微挺直,手掌放在背后,从后腰部到骶部充分按摩,使腰骶部有温热之感,此时自然会引发便意。

(3)手部穴位按摩。以中等力度指压刺激合谷穴和手腕部的神门穴,可边指压边吐气以增强刺激效果。

一般情况下,以上方法选用一种即可。若效果不佳时,可3 种方法同时使用。

怎样做足反射区按摩

足部健身法的原理有经络脏腑说、神经反射说、生物全息胚说等。基本观点是人体各脏腑器官在足部均有其对应区,用按摩手法刺激这些对应区,能引起人体的某种生理变化,而缓解人体内部的"紧张状态",即中医所说的疏通气血,调节脏腑功能和阴阳平衡等,从而起到治病保健的作用。

足部反应区按摩治疗便秘症的效果较为理想,且无不良反应。具体按摩方法如下:依次按摩肾上腺、输尿管、膀胱及其他全部反射区,重点加强刺激胃和小肠反射区,接着刺激右脚升结肠、横结肠,至左脚横结肠、降结肠、乙状结肠、直肠和肛门。以适当且均衡的力度、深度和频率刺激以上反射区,按由升至横至降的顺序按摩 4 次或 5 次。

对于无便秘症的健康人来说,经常按摩,特别是足浴后配合足部按摩,可预防便秘症。

肥胖型便秘症患者如何进行按摩

肥胖与便秘症之间并无直接的因果关系，但肥胖者往往喜欢摄取容易消化的食物，同时又疏于运动，久而久之会导致腹肌无力及肠胃系统衰弱，极易患上便秘症。肥胖型便秘症患者可采用点穴指压按摩来进行自我保健。

（1）指压左下腹。腹部放松，用指压天枢穴及大巨穴。

（2）指压足底穴位。大肠和小肠对应足底大拇指的中央、肾、肾上腺和足底中心。因此，用指压以上穴位各两分钟可刺激肠蠕动。

（3）脚跟踢臀法。此法取身体俯卧位，用后脚跟踢臀部。无论患者能否踢到自己的臀部，都要左右交替做 20～30 次。这一方法除了刺激脚部外，还可锻炼腹部肌肉，从而促进肠的蠕动。

便秘症伴有腹胀时应如何做按摩

便秘时大便滞留在肠内所产生的细菌会引起发酵或腐败，由此产生的气体积存于肠内可使患者有腹胀之感。

伴有腹胀的便秘者在按摩腹部时应避免以强力直接刺激腹部，可先温暖腹部，用指压手脚部的穴位，刺激足三里、三阴交，以及合谷穴，使之产生酸胀感。然后两手掌按住心窝处，指头轻压骨头，沿着肋内下端以八字状推摩 10～20 次。这种按摩法可促进胃肠运动，改善食欲不振或胃下垂。

便秘症伴有腹痛时应如何按摩

便秘症产生腹痛，大半是由于肠内气体积存，或部分大肠痉挛所致。若有气体积存时，参照便秘症伴腹胀的按摩方法，可使气体排出而止痛。而痉挛性便秘则可采用下列按摩方法：

（1）指压胆经中的带脉穴。带脉位于身体侧面，相当于肚脐高度的正中央，用拇指指腹朝身体中心强压，即可止痛。

（2）下肢的梁丘穴及足三里。梁丘位于大腿前外侧膝盖骨上方三横指，是治疗胃肠病痛的名穴。胃痛或腹痛时，按压此处一般皆可止痛。

（3）温暖腹部。可用双手摩擦发热或热敷的方法温暖腹部。注意：如果腹痛伴有发热或泻痢等症状，则不可用上述方法。

高血压患者发生便秘时应如何按摩

高血压患者便秘时应采用下列按摩方法：

（1）橡皮槌敲击脚掌。患者坐在椅子上，一只脚放在另一条腿的膝盖上，用橡皮槌敲击脚掌，注意力度要适中，节奏要均匀，敲击约5分钟至脚掌发红发热即可。每日早晚各做一次，做完后用热水洗脚，可疏通经脉、稳定血压、健肠通便。

（2）指压足部的穴位。取涌泉穴、足三里、三阴交三穴按压。

预防便秘

哪些不良生活习惯易导致便秘症的发生

生活中,以下6种不良习惯会引起便秘症:

(1)饮食方面。进食量过少、饮水量少、过量吃辛辣食物、食物过于精细、食物热量高、食用蔬菜水果少等因素,均会导致肠道刺激不足而引起便秘症。

(2)缺乏运动。工作紧张、久坐、运动不足、卧床,使肠动力缺乏。

(3)排便不定时。如坐在大便器上看书报,中小学生因课间休息时间短忍便不解,都不利于排便反射的连续进行。

(4)经神失调。人际关系紧张、家庭不和睦、心情长期处于压抑状态,都可使自主神经功能紊乱,引起肠蠕动抑制或亢进。

(5)生活规律改变。外出旅游、住院、突发事件,导致排便规律改变。

(6)女性忽视便意。如早晨贪睡晚起床,室外如厕环境受限等。

预防便秘平时要注意哪些问题

（1）使用肛门及直肠清洗器。清洗器以一软管通水冲洗肛门，软管前端也可插入直肠冲洗其中残留粪便。如无此设备也可用喷枪或洗衣机进水管冲洗肛门，以低压方式向肛门中灌水来清除积便，同样可以达到清洁肛门与直肠的目的。

（2）经常采用胸膝位跪姿。这种方法可使下垂的乙状结肠或横结肠上移，调整乙直交角及脾曲使之角度变钝以利排便，同时可锻炼肠系膜动力。

（3）经常做提肛运动。可促进盆腔的血液循环，增强肛门括约肌的收缩能力。

（4）不可用力太大排便。大力排便会造成脑部高压和直肠前突。

生活中养成哪些习惯可预防便秘

习惯性便秘症多是由后天养成的不良习惯造成的，而且一旦养成，就不容易改掉。以下几点对预防习惯性便秘症有明显效果：

（1）每天起床后，喝一大杯凉开水，可湿润和刺激肠蠕动，引起便意。若脾胃虚寒不能饮凉开水者，可饮温水，以刺激胃肠蠕动，促进排便，且能增加肠中水分，防止粪便干燥。

（2）食物不要过于精细，选食一些含膳食纤维的食物，更不能养成偏食的习惯。

（3）要养成良好的排便习惯，每天定时大便。排便时要精力集中，摒弃大便时看报纸、书籍或听广播等不良习惯，并

便秘症的治疗与调养

且要保证排便有较充足时间。

（4）多做运动，一定要克服那种既不愿意参加劳动又不喜欢参加体育锻炼的"贪安少动"的不良习惯。

（5）经常自我按摩腹部，以保持大便通畅。

（6）改变依赖泻药通便的不良习惯，若长时间服用泻药可引起贫血、抵抗力下降、营养不良等症。

便秘患者生活中哪些问题必须克服

（1）饮食过精和偏食。食物过于精细和偏食，会导致植物性纤维摄取不足，从而使肠管内食物残渣过少，对肠壁的刺激也就相应减弱，不足以激发排便反射而引起便秘症。

（2）滥用泻药。泻药的作用是刺激肠黏膜，使之润滑肠壁和产生排便反射，若长期使用或使用不当，会使身体对药物产生依赖性，一旦停药，便秘会更加严重。比如有人自作主张地滥用以大黄为主的清热泻下药来自己治疗便秘症。由于大黄有通便润肠和收敛的双重性，故开始时服含大黄的药通便，不服就不通，长此以往，待身体产生抗药性后就不起作用了。另外，大黄苦寒，损伤脾胃，不能多服，特别是老人和产妇更应慎用。

（3）大便不定时。习惯性便秘症的人，要定时解大便，无论有便无便，无论工作多忙，都要固定一个时间上厕所大便，这个习惯一旦养成，便秘症也就有望治愈了。

便秘症患者为什么要注意排便姿势

排便姿势与便秘症有着非常密切的关系。如果排便姿势不当，就很难产生便意，从而导致排便困难，天长日久就可能引起便秘症的发生。那么怎样的排便姿势容易产生便意和最有利于大便的排出呢？

排便姿势以蹲位较佳，因为蹲位时，肛管直肠的角度增大，同时可以加大腹腔内的压力，促进大便的排出。其次，有便秘症的患者可选择每日进行2次或3次胸膝位跪姿，使下垂的乙状结肠或横结肠上移，调整乙直肠角及脾曲的位置，使之角度变钝有利于排便。

为什么说便秘症患者要避免过度疲劳

安排好生活与工作，避免过于紧张和劳累，要做到劳逸结合，起居有常；生活轻松，精神愉快。尽量避免长时间坐着看书或看电视等，也要避免久卧、久坐、久立、久行等，这对预防便秘症也很重要。

过度劳累多指在工作、生活、学习、家务中过度繁忙劳累，或在进行一项活动和工作时超过自己所能负担的限度，如经常工作到深夜、睡眠不足、应酬过多、旅途疲劳未能得到充分休息等。疲劳能使身体处于虚弱和被动状态，消耗体力和精力，打乱人的正常生理活动规律，抑制排便反射从而引起便秘症。中医认为，过度疲劳包括劳力过度、劳心过度、房劳过度，这三个方面均可导致便秘症的发生。

为什么应养成吃早餐的习惯

部分便秘症患者的病因往往是由于对早餐的忽视造成的。这部分人通常为了节省时间、懒惰以及美容之类的理由，而不愿进食早餐。然而，早晨不吃东西，便无法引发胃肠反射，当然就不能使大肠在早晨产生阵发性的强蠕动，因而就不能引起便意。

因此，便秘症患者每天早上务必进食早餐，以引起便意，一感觉有便意就立即上厕所。若能持续如此，必然可以每天引起便意，并逐渐远离便秘症的困扰。

长期吃松软易消化的食物为什么易引起便秘症

现在生活中的食品种类越来越丰富，由于食物种类太多，相应地造成便秘症的食品也就越多。

从食物的软硬程度来看，大多数人都会喜欢吃容易咀嚼的松软食物，而不喜欢对牙齿有损伤的较硬的食物。然而经常进食松软容易消化的食物，患便秘症的危险性就高。

因为松软易消化的食品进入胃中后，经胃液的消化分解，很快就形成食糜，进入小肠后几乎全部被吸收，形成粪便的量就相对减少。松软的食物最大的缺点就是其本身几乎不含有任何纤维成分，即使进食再多，形成粪便的量也是很少的，所以长期食入松软易消化的食物的人容易患便秘症。

饭后立即吃水果为什么易导致便秘症

许多人习惯饭后马上吃水果，这样不但会影响消化功能，时间长了还会导致便秘症的发生。

食物进入胃以后，必须经过1～2个小时的消化过程，才能缓慢排出，如果在饭后立即吃进水果，就会被先期到达的食物阻滞在胃内，致使水果不能在胃内正常消化，因此在胃内停留时间过长，从而引起腹胀，老年人肠胃功能较弱，胃肠蠕动较慢，更易导致便秘症的发生。另外，长期坚持这种饮食习惯，还会导致消化功能紊乱。因此，即使要吃水果，也应在饭后1～2小时后再吃。

饭后吃水果不如饭前吃水果。我们的胃在饭前都已基本排空，吃了水果后，其中的糖类可以在体内迅速转化为葡萄糖，也就更容易被机体吸收。随着血液中糖含量的升高，大脑对胃中空虚的感觉就会慢慢降低，再加上水果中的膳食纤维能给胃一种饱腹感，从而可以达到抑制旺盛食欲的目的。

此外，饭前吃水果还非常有利于人体对各种维生素和矿物质的吸收，让你在愉快进餐中获得充足的营养补给。

旅行中发生便秘怎么办

人在旅途中，由于环境的差异、精神的过度兴奋、饮食起居规律的突然改变，极易发生便秘症。以下为应对这种情况的办法：

（1）按摩刺激排便。睡前和晨起时，平仰卧或直立，露出腹部，腹肌放松，双膝屈立，两手拇指各握入掌心，其余四个手指挺直按在肚脐的左右两边，然后以肚脐为中心顺时针方向按压肚脐周围，开始时用力要小，然后渐渐加大力量，碰到有发硬处时，可两手集中仔细地按压。按揉5分钟后坐起，用两手轻拍骶部20下。这样可以加强胃肠蠕动，促使迅速排便。

（2）按摩天枢穴。平仰、卧、坐、立均可，双手中指分别于天枢穴上，轻揉20～30次，最后由上至下推擦至耻骨20次。此穴亦可在排便时按压，方法是：左手示指和中指掐按左天枢穴，至有酸胀感后掐住不动，经10秒左右就会有便感出现，可反复使用。

（3）放松精神。宜精神充分放松，避免过度兴奋。人在放松状态下容易感受便意而能及时上厕所。

常听音乐有益于治疗便秘有什么道理

音乐具有调节心神之功能，使机体气机舒展通畅，调节体内各脏腑气血平和，使生命活动力强盛，从而维持人体有机体的生命和健康。美妙的音乐，通过听觉器官传入大脑，可提高大脑皮质神经细胞的兴奋性，活跃和改善情绪，消除外界精神心理因素所造成的紧张情绪，通过神经和神经体液调节机制，促进人体分泌出多种有益健康的激素、酶等生理性物质，从而起到调节血液流量，促进血液循环，增强心、脑、肝、肾等功能，增加胃肠蠕动和消化腺体分泌，加强新陈代谢等作用。

人体由许多有规律的振动系统构成。人的脑电波运动、心脏搏动、脑的舒缩、肠胃的蠕动以及自主神经活动都有一定节奏。当一定频率的音乐节奏与人体内部各器官的振动节奏相一致时,就能使身体发生共振,产生心理的快感。当人患病时,体内节奏处于异常状态,选择相应的乐曲,借音乐产生的和谐音频,使人体各种振频活动更加协调,从而起到兴奋、镇痛、调整情绪等作用,达到治疗目的。

音乐对于人体产生的影响主要是通过心理作用和物理作用这两条途径来实现的。

音乐的心理作用非常明显,不同的音乐可激发人们不同的情绪。音乐能影响人对客观事物的态度和评价,从而有利于改善和协调人与周围环境的关系,并且可以锻炼人的注意力和记忆力,启发和丰富人的想象力和创造力,从而有利于调整和改善人的个性特点和行为方式,同时还能加强人们对人生意义的认识和自我信心。音乐的物理作用是通过音响来影响人体的生理功能,可使人体的能量被激发出来。

"早盐"与"晚蜜"哪种方法更能预防便秘

近来,"早喝盐水晚喝蜜"的养生方法开始流行。实际上,晚上喝蜜对人有益自古就有定论,而早晨饮盐水则不科学。

许多人道听途说,认为清晨起床后空腹喝一杯淡盐水,有利于消火养肾、可改善肠胃的消化吸收功能,保持大便的通畅。然而,盐的主要成分是钠,如果摄入过量会引起高血压,因此不提倡人们早晨喝盐水,但可以喝一杯温开水,既能补充体内水分,又可清理肠道垃圾。

但有关蜂蜜可以保持大便通畅的说法从古到今就有记载。蜂蜜还有补中、润燥、止痛、解毒的作用,常用来治疗脾胃虚弱、消化不良、肺燥干咳等疾病。还有研究证明,蜂蜜中所含的葡萄糖、维生素以及磷、钙等物质，能够调节神经系统功能紊乱，从而起到增加食欲、促进睡眠的作用。因此，每天睡觉前取蜂蜜 10～20 毫升，用温开水调服，不仅可以健脾和胃、补益气血，还有镇静、安神、除烦的作用。蜂蜜中含糖量较高，糖尿病患者不宜食用。

什么样的饮水方式更有益于缓解便秘

便秘症是因为粪便在大肠内停留时间过长，其所含水分被大量吸收，使大便变得难以排出。要想排便通畅，就要使肠腔内有充足的水分，因此，便秘症患者喝水应该讲究技巧，如果小口小口地喝水，水流的速度慢，则水很容易在胃里被吸收，产生小便。可见，患有便秘症的人喝水的最好方法是喝满口水后迅速吞咽，这样能够使更多的水到达结肠，从而刺激肠蠕动，改善便秘症的症状。

最好选择早晨空腹喝 300 毫升温开水，因为经过一晚上的消化吸收，代谢废物积存在体内，早晨排出有利清理肠胃。此外，晚上睡觉之前以右下腹—右上腹—左上腹—左下腹的顺序按摩腹部 30～40 次，也能够缓解便秘症。

长期服排毒养颜的药物是怎样导致便秘症的

近年来，美容已成为女性最为关注的话题。排毒养颜在众多爱美时尚女性中也成为了一种新兴的生活休闲方式。

然而，目前市场上的排毒养颜药物其主要成分是大黄与芒硝，加上西洋参、生白术、青洋参、小红参、荷叶组成。大黄与芒硝属寒性药物,主要作用是泻下攻火。

人体摄入的食物经过消化吸收后,残渣在结肠中形成粪块,粪块经结肠运动进入直肠,引起直肠交感神经兴奋,在交感神经的作用下,直肠收缩,肛门括约肌松弛,大便排出。排毒养颜的药物之所以有通便作用,是因为肠道在药物的化学成分的强烈刺激下加快了蠕动,导致排便。在药物的长期刺激下,肠道的交感神经系统的敏感性减弱,从而导致便秘症产生。因此,女性美容应当以调整饮食习惯与生活习惯为主,切勿急于求成,滥用药物。

经常吃零食为什么会加重便秘

很多人都有吃零食的习惯,其中部分人有时候还喜欢把零食当成正餐,进食很不规律。而不良的饮食习惯恰恰是形成便秘症最常见的原因。

琳琅满目的零食、快餐,大大满足了味蕾的需要,却因为缺少纤维素而给肠道蠕动造成了巨大的障碍。甚至有部分爱美的女性为了控制体重而一味地限制食量,这样就会因为食物残渣积存不足,而导致肠道蠕动失去动力,致使从粪便中持续吸收水分和电解质。种种原因造成排入直肠的粪便重量的压力达不到刺激神经末梢感受器兴奋的正常值,无法形成排便反射。因此,经常食用零食易导致便秘症,更不利于便秘症的痊愈。

吃油腻食物后喝茶水为什么会导致便秘

很多时候，人们在摄取过多油腻食物后，都习惯喝茶来缓解油腻的感觉。其实这样做是不对的。

茶叶中含有大量的鞣酸，与蛋白质结合后会生成具有收敛性的鞣酸蛋白质，使肠蠕动减慢，从而延长粪便在肠道内滞留的时间，既容易形成便秘症，又增加有毒和致癌物质被人体吸收的可能性。因此，喝茶水不仅不能帮助消除油腻，而且反会导致便秘症。

经常喝浓茶对便秘有什么影响

一些便秘患者听说喝茶可以帮助排便，便大量饮用浓茶，然而结果却往往适得其反。这是因为茶叶中的儿茶多酚类物质对肠胃黏膜具有一定的收敛作用，若大量摄入，便会影响食物的消化吸收，使大便干结不易排出，从而加重便秘症。因此，缓解便秘症状不能依赖茶水，多饮温开水，或进行适当的体育运动都有助于保持大便通畅。如果喝消脂茶，也要把茶冲泡得淡一些，这样水分的比例远远大于茶水，才能从一定程度上抵消茶叶对肠道的收敛作用。

常喝咖啡为什么可预防便秘

咖啡较粗纤维食物而言是一种更迅速而温和的导泻药，它对1/3的便秘症患者都会起到良好的辅助治疗作用，女性尤为明显。咖啡的有效成分不仅是咖啡因，还含有一种快速的"体液激素"或神经递质。科学家研究发现，饮任意一种咖啡后仅4分钟，大肠的运动即开始加强，这种促使胃肠蠕动的作用在清晨最强，在夜晚时则变得较弱。所以清晨是便秘者喝咖啡的最佳时间。

也有不少经常喝含咖啡因饮料的成年人受到便秘症的困扰，这可能是由于过于频繁刺激，胃肠道已经失去了对胃肠动力因子的敏感性所造成的。因此，用喝咖啡来辅助治疗便秘症也要适度，不宜饮用过多、过频。

经常热水洗脚为什么可预防便秘

用热水洗脚，在医学上叫做足浴。我国自古以来就有足浴能养生的说法。人体有6条经络汇集在脚上，五脏六腑在脚上都有相应的穴位。用热水洗脚，热水加上双手的搓揉按摩，可刺激足部经穴，通过经络疏通气血，促进脏腑气血运行，并温煦脏腑，调节脏腑功能。

而现代医学研究也证明了我国医学的这一理论，认为热水可对脚上丰富的神经末梢产生温和的刺激，反射到大脑皮质，具有调节神经系统及全身组织器官功能活动的作用，并能促进血液循环和新陈代谢。中西医理论都肯定了进行足浴能够增强肠胃功能，促进并调节胃肠运动，从而有利于排便的功效。所以热水足浴对防治便秘症具有良好的作用。

另外，根据生物的全息胚学说，人体的耳、鼻、手、足等都是全息胚。足部存在着与人身各组织器官相对应的位区或地带，它们是反应敏感的反射地带。当用热水洗脚时，足部受到温热刺激，即把信息传递到周身而促进气血流通，协调脏腑

便秘症的治疗与调养

功能。所以,如果足浴后,擦干双脚,再配合足部按摩,可起到强健身体、预防便秘的功效。

孕妇预防便秘症要注意哪些问题

（1）定时排便。孕妇预防便秘症要养成定时排便的习惯,形成条件反射。正常人进食后有一种胃结肠神经反射,可以刺激结肠蠕动,要充分利用这个胃结肠神经反射,养成餐后定时排便的习惯。

（2）注意饮食。孕妇应尽量克服偏食的习惯,若有妊娠反应,应采取适当的治疗措施以增强食欲,并多食水果、蔬菜等富含纤维素的食物,并做适当的活动以保证腹肌、膈肌、肛提肌有适当的锻炼,促进排便,预防便秘症的发生。

（3）注意妊娠期保健。定期到医院检查。发现胎位不正时及时纠正。因为胎位不正更易造成下腔静脉受压,静脉回流受阻。直肠下段及肛管静脉瘀血、扩张、弯曲而发生痔疮。一旦痔疮发生,则更容易引起便秘症。

（4）适当进行活动。如做家务、散步等,有助于促进胃肠运动。避免久站、久坐、久卧,以防胃肠蠕动减慢,诱发功能性便秘症。

此外,患有痔疮的孕妇可在每天便后用温水熏洗、坐浴;或用中药祛毒汤等熏洗、坐浴,以改善肛门局部血液循环,并保持肛门部清洁,以此来减轻因排便导致的痔疮疼痛。

产褥期妇女预防便秘症要做到哪些

产妇在产褥期由于卧床时间长，肠蠕动减弱等诸多因素导致其常常发生便秘症。以下为在此期间的预防措施：

（1）适当加强运动。经阴道自然分娩的产妇，应于产后6~10小时内起床稍微活动，第2天可在室内自由活动，并可做产后保健操。会阴有伤口或行剖宫产者，可推迟到第2天或第3天起床稍事活动，待拆线后伤口不感疼痛时，也应做产后保健操。这样有助于体力恢复，加快肠蠕动，增强胃肠功能，促进排便，而且还能使盆底及腹部肌肉张力恢复，避免腹壁皮肤过度松弛，还能锻炼盆底肌肉及筋膜的缩肛，增加排便力量。

（2）疼痛护理。解除产妇对排便疼痛的顾虑，鼓励产妇及时排便，产生便意时不能忍耐，养成按时排便的好习惯，有伤口者，每日检查伤口有无红肿硬结及分泌物，并定时擦洗和换药，保持伤口清洁、干燥。对有痔疮的产妇，要及时治疗痔疮。对于子宫复旧引起严重疼痛的产妇，可行中西医治疗，以减少疼痛使产妇增强排便的信心。

（3）饮食方面。鼓励产妇多饮水及汤汁，多吃蔬菜等富含纤维素的食物，保证饮食富有营养，以使体内摄取足够的热量和水分。

（4）腹部按摩。在乙状结肠部，用右手示指、中指、无名指深深按下，由近心端向远心端作环状按摩可帮助排便，还能促进子宫收缩复旧。

（5）药物。以柔和缓泻的中药及中成药为好，禁用猛攻急下之剂，以免损伤正气。

便秘症的治疗与调养

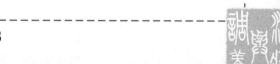

中成药：① 加味逍遥丸，每次 6 克，每日 2 次。② 麻子仁丸，每次 6 克，每日 2 次。③ 牛黄解毒软胶囊，每次两粒，每日 2 次。

中药：① 肉苁蓉 10 克，麻子仁 10 克，首乌 10 克，泡水饮。② 番泻叶 3 克，泡水饮。③ 大黄 3 克，肉苁蓉 10 克，泡水饮。

预防小儿便秘家长要做到哪些

有些小儿容易出现偏食的现象，导致肠内食物残渣减少，对结肠的刺激减弱，从而导致便秘症。因此，要鼓励孩子多吃蔬菜、水果、五谷杂粮等。也有部分孩子平时不喜欢运动，长期如此会导致腹肌、膈肌、肛提肌的肌力减弱，肠蠕动减弱，排便力量减弱，最终形成便秘症。因此，应培养孩子养成运动的习惯，多从事球类、跑步、跳绳、游泳等有氧运动。

对于婴幼儿要多抱，不能长时间放在摇篮里，这样不利于预防便秘症。人乳喂养的婴儿发生便秘症的概率低于以其他方式喂养的孩子，在人乳喂养的同时加橘子汁、糖或蜂蜜。用牛、羊奶喂养的婴儿发生便秘症，可酌情减少奶量，在牛奶或羊奶内增加糖量，还可以加橘子汁、菠萝汁、枣汁或白菜水，以刺激肠蠕动。

在儿童时期就应培养良好的每日排便一次的习惯，懂得正常排便有益于健康的道理。此外，还要注意预防感冒等热病，预防肠道蛔虫症等消化道疾病的发生。

青少年人群如何预防便秘

便秘症对青少年身体和智力的发育影响很大,因此,预防便秘症至关重要。具体应做到以下几点:

(1)合理饮食。高蛋白质、高脂肪食物可使大便排泄缓慢,而蔬菜瓜果等则能软化大便,增加排便频率,因此除生长发育必备的蛋白质、脂肪外,青少年应少进食高脂肪、高蛋白质、煎炸的食物,宜多喝水,多摄取蔬菜、瓜果等绿色食品,做到少食多餐,每次大约为成人的 1/3 或 1/4 的量。

(2)适当运动。现在很多孩子都有爱吃零食、不爱运动、长时间坐在电视机或电脑前的不良习惯,这些习惯可使胃肠蠕动缓慢,易于发生便秘症。因此,青少年必须适当进行体育运动,如跑步、打球、爬山等,以不超身体负荷为宜。

(3)养成排便规律。一些青少年有时因为上课或游戏而忍住不去卫生间,或者忘了大便,这样久而久之便会引起便秘症。所以有便意时切忌忍便,应及时排泄,养成良好的排便习惯。

(4)关注心理问题。心理因素也是青少年便秘症的重要诱因之一,所以家长也应重视孩子的心理健康,发现问题及时解决,鼓励孩子树立自信心。

如果以上种种方法仍不奏效或便秘症伴腹泻、腹痛、消瘦、便血等症状,则应及时带孩子去看医生。

老年人群怎样预防便秘

便秘症不仅会给老年人带来极大的痛苦,更能引起许多并发症的发生。所以保持大便通畅是老年人保健防病、延年益寿的关键。

久坐少动或喜静善卧是很多老年人的习惯，也是老年人体力逐渐下降并引起排便困难的重要因素之一。而坚持户外活动和适宜的体育锻炼，如慢跑、快走、散步、打太极拳、

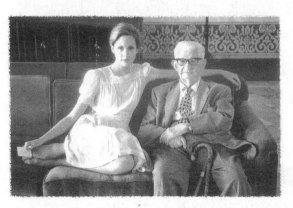

做腹式呼吸等，不仅能增强体质，保持体力和精力，而且还可增进食欲，促进肠蠕动，使腹壁肌肉、膈肌、盆腔肌肉、肛提肌等排便肌群，得到锻炼而增强，从而减少老年人排便困难的概率，预防便秘症的发生。

老年人也应注意调整饮食结构，适当地多吃些富含膳食纤维的食物，比如各种新鲜的蔬菜、水果、五谷杂粮、豆类等食物，特别应多吃含植物纤维较多的绿叶蔬菜，因为这些可以增加食物残渣，并刺激肠道蠕动，从而促进排便。做菜时应适当地多放些植物油，以增加润肠通便作用。切忌偏食或食物过于精细。此外，老年人还要养成适量饮水的习惯，如每天晨起要空腹喝一杯温开水，这不但有利于补充体内水分，更能预防便秘症的发生。

患更年期综合征者怎样预防便秘症

（1）适当选择运动。进入更年期后，人体自主神经功能紊乱、内分泌失调，容易引发便秘症。此时应在安排好生活起

居、工作学习的基础上，结合自己的实际情况，选择散步、慢跑、骑自行车、练气功、打太极拳、做保健体操、进行腹部按摩和腹肌锻炼或跳舞等运动方式，以增强体质及胃肠平滑肌张力，从而达到有效预防便秘症的目的。

（2）心理自我调节。人到了更年期或更年前期，很容易发生精神心理上的改变，因此要善于进行自我调节和自我控制。参与一些自己喜爱的娱乐活动有助于培养积极乐观的生活态度和平和的心绪，如养花、养鱼、养鸟、练习书法、绘画、欣赏音乐等都是不错的选择。另外，尽量避免精神刺激，做到恬淡虚无，遇事不怒，心胸开阔，无忧无虑，情绪平稳，精神愉快，以免由于精神紧张、焦虑烦恼等引起交感神经兴奋，抑制肠胃运动而发生便秘症。

（3）调整饮食结构。更年期综合征患者的消化功能开始减弱、胃肠蠕动变迟缓。因此，在饮食方面应进行适当调整，增加富含膳食纤维的食物及具有润肠通便作用的食物，多吃些五谷杂粮及各种水果。干果中的核桃仁、花生仁、松子仁、杏仁等，均具有良好的润肠通便作用。同时要避免过多食用辛辣刺激性食物，如辣椒、胡椒、浓咖啡、浓茶、烈性酒等，以免辛辣燥热刺激肠胃引起便秘症。

痔疮和肛裂患者怎样预防便秘症

便秘症不仅是引起痔疮和肛裂的首要原因，也是造成痔疮或肛裂难愈的重要原因之一。因此，如何预防便秘症也就成为了痔疮和肛裂患者病情能否痊愈的关键所在。以下几点能有效地预防便秘症的发生：

便秘症的治疗与调养

（1）忌食辛辣燥热的食物。痔疮和肛裂患者应忌食辛辣刺激性饮食。因为这类食物易导致便秘,并刺激肠黏膜充血。忌饮白酒等烈性酒、浓咖啡及浓茶等饮料,以饮白开水或蜂蜜水为宜。

（2）坚持锻炼。养成早晨起床后或早餐进食后的排便习惯,可引起胃肠道习惯性反射,产生肠蠕动而促进排便。积极参加体育活动,如跑步、快速走、打太极拳、练气功、做体操等。经常进行腹部按摩、缩肛活动等。

（3）温水坐浴熏洗。排便之后,要用温水坐浴熏洗,最好是用清热活血解毒中药煎剂熏洗。可保持肛裂创面清洁,又改善肛门血液循环,促进创口愈合,防止或减轻排便疼痛等,有利于预防便秘症。

脑卒中患者预防便秘应做到哪些

脑卒中患者经过急性期抢救后,存活者后遗症多为偏瘫,严重者则长期卧床。由于活动减少,造成胃肠蠕动缓慢,从而引发便秘症。以下几点能有效预防便秘症的发生:

（1）及时解除患者心理障碍。脑卒中患者由于偏瘫卧床不起或活动不便,往往因嫌排便麻烦或受其他因素影响,常常饮食过少,或有便不排,由此引发便秘症。这时,医护人员及家属要耐心开导,让患者保持精神愉快,心情舒畅;同时,在患者排便时应尽量回避,以免其排便中产生心理负担。

（2）鼓励患者按时排便。一般在早餐后排便最适宜,因为进食后可产生胃结肠反射,引起肠蠕动,趁势排便更易于排出;另外要注意训练患者的排便姿势,如卧床不起患者,要安慰和鼓励患者暂时习惯于取侧卧位排便，注意护理，及时处理干净；能坐起来的患者，在加强护理的情况下，尽量进行坐式排便，有助于大便排出。此外，家属还应每天帮助患者作腹部按摩，助于排便。

（3）尽量在早期活动。早期活动，不仅有利于瘫痪肢体功能康复，也有益于预防便秘症。患者应经常作腹式呼吸锻炼。让患者深呼吸，吸气时努力鼓肚子，呼气时尽量收腹部，可锻炼腹肌和膈肌；也可以进行缩肛锻炼，加强肛提肌及肛门括约肌的收缩力等，以防排便动力不足；还可以自我按摩腹部或请他人帮助按摩，可促进胃肠运动以利于排便。

（4）调节饮食。患者应常吃蔬菜和水果，忌食辛辣食物，预防便秘症的发生。

急性心肌梗死患者怎样预防便秘

（1）心理调节。首先向患者宣传便秘症和用力排便的危害性，认识排便顺畅的重要性，尽量消除患者过度紧张和恐惧心理，解除大脑皮质抑制排便动作的影响。

（2）加强饮食护理。急性期饮食宜少食多餐，多摄入低脂、清淡、易消化的食物，选用适量蛋白质、充足纤维素和维生素食物，避免食用刺激性食物或其他发酵食物，以保证足够营养供应和提供足够食物残渣刺激肠壁，促使肠蠕动加强而有利于排便。

（3）训练定期在床上排便的习惯。指导与训练卧床患者在床上定期排便，防止用力过度或屏气动作。对无并发症患者，可在医护人员严密监护下，允许早期在床边坐式排便，但必须作好防止意外的一切措施,严禁患者自行下床大便。

此外,患者发病后,心肌受到一定程度损伤,两周内需卧床休息,防止增加心脏负荷,减少心肌耗氧量,使受损心肌逐渐恢复。无并发症患者应进行早期活动,但要掌握运动方式和运动量。

糖尿病患者怎样预防便秘症

很多糖尿病患者担心参加体育活动会增加饭量,从而加重病情,因此,不敢或很少参加体育锻炼,而造成胃肠蠕动缓慢而引发便秘症。事实上,糖尿病患者适当参加体育锻炼,不但能增强体质,调节神经系统功能,预防自主神经系统功能紊乱,并能增强胃肠蠕动,有利于预防便秘症。适当的体育运动还可以改善肌糖原的氧化代谢,使肌肉组织中的葡萄糖充分利用,促进血液中的葡萄糖迅速到达肌肉组织,使血糖降低。

除糖尿病酮症、感染、活动型肺结核等外,一般轻、中型糖尿病均可在医师指导下开展适当体育运动,如散步、慢跑、骑自行车、打太极拳、练气功、做保健操、游泳等,对治疗糖尿病和预防便秘症均有良好效果。

此外,糖尿病患者宜进食富含纤维素的食物,不但可以降低血糖,还可以加强肠蠕动,以防便秘症的发生。

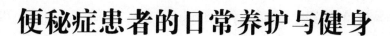

便秘症患者的日常养护与健身

日常生活中对便秘患者应提供哪些帮助

（1）提供丰富的蔬菜、水果。老年人多患便秘症，应常食含纤维素高的蔬菜与水果。

（2）帮助和鼓励患者积极地锻炼身体。如帮助其散步、慢跑等。没有行动能力的患者要为其勤翻身。还可以为患者作腹部按摩，按摩步骤为：从右下腹开始向上、向左，再向下顺时针方向按摩，每天2次或3次，每次10～20回，效果显著。

（3）密切关注患者病情发展。便秘症可为某种疾病的症状，如痔疮等。因此要及时治疗肛周疾病，以免结肠癌的发生。

（4）谨慎用药。不用或少用易引起便秘症的药物，如可待因、铁剂、铝剂、钙剂等。

家庭对便秘症患者的应急处理方法有哪些

（1）心理治疗。帮助患者全面了解自己的病情，从而消除其恐惧心理，使其在有便意时能够立即排便，并逐渐养成按时排便的好习惯。另外，有效的心理治疗可以减轻患者对于泻药的心理依赖。

（2）器质性病变者应针对基础疾病进行治疗。治疗的关键是要对症处理，如使用导泻药物或灌肠等。对症处理的基础工作是全面、详细地了解患者的病情和病史，避免造成患者误服忌用药物或对药物及疗法产生依赖性。

（3）人工辅助排便。对于停留在直肠内的硬结大便堵塞于肛门者，口服泻剂是没有效果的。在这种情况下，可以戴上超薄的胶手套，并在手指部涂上甘油或其他油类，慢慢插入患者的肛门中将粪块掏出来。但要注意动作不可太粗鲁，以免损伤直肠黏膜。

在药物不奏效的情况下如何帮助患者排便

对于大便硬结滞留于直肠的便秘症患者，一般泻剂不能解除患者的痛苦，必须用手将大便掏出来，具体方法如下：

首先让患者取蹲位或跪俯卧位，暴露臀部，施术者戴无菌手套，并在手套外层涂液体石蜡，用右手示指缓缓插入肛门，当触及大便硬结外端时，尽量将手指沿直肠腹侧壁推进，越过大便硬结，触及大便硬结另一端时，手指略屈曲，将大便掏挖出来。若大便硬结过长，可用手指将大便分成几段，分段挖出。整个过程动作一定要和缓，特别是有肛周疾患者，应避免损伤肛周及直肠黏膜。

怎样帮助便秘症患者产生便意

（1）督促患者养成早餐后上厕所的习惯。每天早上务必使患者进食早餐，以产生便意，一旦患者感觉有便意就立即催促其上厕所。若能每天持续如此，就可逐渐养成每天排便的好习惯。

（2）督促患者早上起床后空腹喝凉开水。早上起床后喝2~3杯凉开水，可引起胃肠反射，促使大肠蠕动。便秘时水分会被体内吸收，致使大便变得又干又硬，喝凉开水还能及时补充大便所需的水分。

（3）尽可能地每天为患者提供凉牛奶饮用。饮用凉牛奶具有饮用凉开水相同的作用。另外，牛奶中所含的乳糖具有刺激大肠、引起大肠蠕动的作用。

（4）可以经常结合按摩、点穴指压、体操等方法，有效地治疗便秘症。

对老年便秘症患者如何进行心理疏导

老年性便秘症的发生经常是与患者的心理障碍、情绪、精神、活动有着密切关系。在进入老年期以后一定要心情愉快，经常保持放松的精神状态。对身体上的一些不适或某些习惯的改变，不必过分紧张，因为人进入老年期是一个自然的生理过程，其身体状况和心理状态必然和青壮年时期有着明显的差别。

面对胃肠道方面的生理变化，首先要在心理上有一个适应的过程，排便次数要采取顺其自然的态度，就是偶然出现

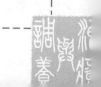

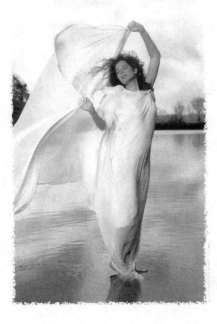

未按时排便的情况也不必介意。已有依赖服泻药习惯的老年人，应尽量减量服药，乃至最终停药。最关键的是要树立信心，配合医师共同制订治疗方案，才能尽快痊愈。

部分工作、生活压力过大的老人，要注意劳逸结合。如有精神过分紧张、忧虑、失眠等症状的老人，必要时可少量服用镇静药物，以改善睡眠质量，有利便秘症的治疗。

运动与便秘症有何关系

运动可增加腹肌张力和增强胃肠道蠕动，改善排便动力不足。据调查，坚持体育锻炼的老年人患便秘症的比例很小。

早晨做一些诸如散步、慢跑、深呼吸、活动腰肢等活动，有良好的促进消化和排便作用。长期不能行动的患者也应适当做一做，或护理者经常为患者作一些腹部轻微的按摩以增强肠胃的蠕动。久坐少动是引起便秘症的重要因素之一，而坚持户外运动和适宜的体育锻炼，不仅能增强体质，保持体力和精力，而且可增加食欲，使肠道蠕动功能提高，使腹壁肌肉、膈肌、盆腔肌肉、肛提肌等排便肌群得到锻炼而增加肌力，从而预防便秘症。

患者应选择什么样的运动方式

适当的运动不但能强身健体，还能使胃肠活动增加，提高肠道的蠕动能力，因而提高排便动力，预防和治疗便秘症。以下为几种适合便秘症患者的运动方式：

（1）走楼梯。如果工作或居住的地方楼层较低，应尽量走楼梯。下楼时，踮起脚尖走路，在家赤脚时，也同样用脚尖走路，通过动作来锻炼足肌和腹肌。

（2）半蹲运动。如长时间站立或久坐不动，在休息时宜进行半蹲运动，具体方法是：微微分开两脚站立，屈膝呈90°，保持这种姿势，若能达到30秒即合格。亦可做起立、下蹲运动。

（3）伸展运动。工作劳累时，可以坐在椅子上做伸展运动。首先背靠椅背，双手举高，然后上身后仰，如此反复10次左右。注意上身后仰时要以脚尖顶住桌底，以免向后倾倒，发生危险。此运动主要锻炼腹肌，长期坚持，可提高腹部力量。

（4）步行。尽可能不坐车或不开车，路途不远最好走路，只要长期坚持下去，就会使腹肌和全身的肌肉得到锻炼，而且对预防便秘症也十分有效。

预防便秘症的腹肌运动操怎样做

对于便秘症患者来说，经常进行腹肌运动对预防便秘症十分有效。以下为具体的腹肌运动方法：

（1）坐在床上，两腿伸直，脚尖绷直，两手向后扶床支住身体，双腿向上抬30～50厘米，坚持一段时间，持续时间可由

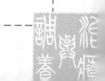

短逐渐加长,每次重复做 2～3 回。因特殊原因只能躺在床上训练的人,可以将腿抬高,最少要达到与身体或床成 90°,只有这样才会使腹肌达到锻炼的目的。此运动适合初学者和年龄较大的人,腰痛患者尤为适宜。20 岁左右者,每次做 50 下;30 岁左右者,每次做 30 下;40 岁以上者,每次做 20 下。每日做 2 次,在早、晚空腹时做,可增强腹部肌肉的力量,减少腹部脂肪,还可促使大便通畅。

(2)两腿伸直,平躺在床上,脚部压上较重物体,两手放在身体两侧,上身慢慢坐起,即仰卧起坐的方法,反复做 10 次(此运动对腰痛患者不宜)。

(3)坐在床上,两腿伸直,脚尖绷直,两手在身体后侧扶床支住身体,腰部向上挺起,臀部离开床,然后再还原,反复做 10 次。

(4)坐在床上或地上,两腿并拢,小腿与大腿收起,小腿与大腿、大腿与身体之间均呈 90°,然后臀部上抬,腹部挺起,这时面部向上,身体呈弓状,双眼能见到腹部为止。这种姿势保持一段时间,时间的长短视个人情况而定。

(5)面部向上,平躺在床上,双腿伸直,脚部用重一点的物品压住。双手交叉放在脑后,身体的上半部抬起,当身体上半部抬起时,脚部不要抬起,膝盖可以弯曲。20 岁左右者,每次做 50 下;30 岁左右者,每次做 30 下;40 岁以上者,每次做 20 下。每日做两次,在早、晚空腹时做。

(6)面部向上仰卧,全身放松,静静地做腹式呼吸。

便秘症患者如何做腹肌运动

便秘患者经常做腹肌运动，可增加腹肌的力量，进而促进肠道蠕动，增强排便动力。具体做法如下：

（1）每天早上起床后做 3 组仰卧起坐，每组 15～20 次，每组间间歇 1 分钟左右。做仰卧起坐时要仰卧床面，身体保持正直，踝关节固定，腹部用力，上体抬起前屈，直至双手触及脚面；也可双手交叉抱在头后进行，此时前屈幅度以头部触及膝部为限。

（2）晚上睡前半小时做 3 组收腹举腿，每组 20～25 次，组间间歇 1 分钟左右。做动作时要仰卧床面，身体保持正直，上体固定，两腿并拢并上举至 90°，还原时稍慢。

慢走对便秘症患者有什么益处

人在行走时，绝大多数肌肉、骨骼、韧带都能参与活动，可以促进血液循环，调节心肺及胃肠功能。因此，慢走运动对习惯性便秘症、心脏病、高血压、动脉硬化、气管炎、胃溃疡、消化不良及神经衰弱等疾病均有一定的治疗作用。以健身为目的的慢走运动需要掌握一些要领：

（1）要注意保持头部直立，肩部放平，背部放松，收小腹，使下背部不致弯曲。

（2）步行时，两脚平行，以肩宽度为步伐大小。

（3）步行节奏要因人而异，年龄较大、体质较差的人采用散步，每分钟 80 步左右；中年人每分钟不少于 100 步。

（4）行走的过程中可握拳并有节奏地捶击腹部，以感觉不痛为宜，每分钟捶击 30 下左右。每天捶腹 1 次，每次坚持半小时，可使排便通畅。

（5）应避免在寒冷、炎热、大风或极潮湿的天气进行锻炼。

（6）走路时不宜穿高跟鞋、尖头鞋，以运动鞋为宜，配穿棉袜，这样不但能吸汗，也可防止起水泡。行走时还要注意步伐稳健，如果累了就应适当休息。

跑步对便秘症患者有什么益处

跑步是一项全身运动，跑的时候全身所有的组织器官都在活动，特别是呼吸系统、循环系统及肌肉系统等活动量最大。更为重要的是，跑步还能防治便秘症。

跑步对内脏是一项极为有益的锻炼，其富有节奏性的运动，也使胃肠处于不定向的摆动，加上膈肌和腹肌有节奏收缩，对胃肠道形成一种良性的振荡运动和按摩。不仅可以锻炼肠道平滑肌使之张力增强，而且由于胃肠的摆动运动和重力作用，使食物残渣加速向低位移动，对肠壁产生良性刺激，使肠蠕动趋于活跃，蠕动加快，促进大便和肠道内气体排出体外。

如果晨起跑步前喝一杯温开水或凉开水，或蜂蜜水，跑步时肠的振荡运动可使水分在肠道内来回冲洗，使粪便充分吸收水分而保持柔软，又可润滑肠道，更有益于防治便秘症。慢跑还可增加食欲，避免因饮食过少而发生便秘症。

此外，跑步还可以锻炼膈肌、腹肌、盆腔肌群等排便肌群，保持并增强这些排便肌群的张力及收缩力；预防痔疮或肛裂，还可以预防便秘症。

便秘症的治疗与调养

哪些便秘症患者适宜做倒立运动

通常所指的倒立是以手着地双脚离地抬高，从而使身体成一直线。由于在极短的时间把身体倒过来会促使血液流动速度过快，因此对高血压、心脏病、颈椎病等患者十分不利。以下的倒立健身法则独辟蹊径：

（1）身体直立，左脚向前迈出约 60 厘米，膝盖自然弯曲。双手着地，右脚跟腱要充分伸展。

（2）头顶着地，左腿向后伸直使两腿并拢。

（3）用脚尖慢慢地移动，先向左侧移动 90°，到达定位时，腰部要向同方向提高再放下。

（4）向右移动 90°，到达定位后重复动作，这套动作要缓慢地做 3 次。

这种倒立健身法在第 1 次做的时候会感到头痛，最好在毯子或柔软的布垫上进行。在做动作的过程中，精神要集中在头顶正中百会穴。头和手要始终固定在同一位置上。转动身体时要收下颌，这样才能保持平衡。饭后 2 小时内或喝水过多时不宜进行。倒立时间不宜过长，做完后要适度进行一下运动后再休息。该健身法不仅有助于排便通畅，若患者有头痛、失眠、记忆力减退、食欲不振、抑郁、腰酸背痛、视力减退等症状，也可以通过此法得以缓解。

便秘症患者经常跳绳有什么好处

跳绳是一种简便易行、老少皆宜的运动方式，也可预防和治疗便秘症。跳绳时由于手握绳头不断旋转，脚掌、脚趾不断弹跳,会对足趾、脚底穴位,以及大脑产生良性刺激,增加脑细胞活力,调节大脑皮质及内脏自主神经系统功能,增强内脏反射和胃肠道功能,有利于预防便秘症。

跳绳是一种全身性运动,腹部肌肉配合提腿跳动,腹内脏器随腿不断地跳动而进行"振荡运动",促使腹肌、胃肠平滑肌、盆腔肌肉、肛提肌和括约肌等普遍得到锻炼和运动,并促进胃肠蠕动;同时,跳绳时呼吸加快加深,使胸、背、膈肌都参加了运动。因此,跳绳对腹肌、膈肌、盆腔肌群等是一种全面的锻炼,可保证这些参与排便动作的肌群,保持张力,防止排便动力不足,可预防便秘症。

足底是人体经络汇集之处,跳绳运动时,脚不断弹跳,对足底不断地产生刺激和按摩,则起到能通过经络系统疏通气血、温煦脏腑、调节胃肠功能的作用。跳绳运动不仅可预防便秘症,对于已患便秘症的患者也有治疗作用,是治疗便秘症的一种有效运动疗法。

怎样做预防便秘的体操

排便通畅与否,取决于大肠的蠕动。以下介绍一套能激活肠蠕动及加快新陈代谢的体操:

(1)仰卧,背下垫一块软垫。将小腿反屈,双脚尽可能贴近臀部,用左手在腹部作顺时针按揉20次。

(2)直立,双脚分开与肩同宽。双手叉握上举,掌心向上。呼气,同时向一侧屈体,充分牵拉对侧肌肉。反复做数次,左右交替练习。

(3)直立,双脚分开与肩同宽。双手叉握上举,掌心向上。

呼气,同时后仰,充分伸展腹肌,反复做数次。

（4）坐地,双手背后支撑,双腿伸直。屈右腿,将右脚交叉放在左膝外侧。呼气,用左臂肘部压右膝外侧,同时将身体右转,目视右后方。反复做数次,左右交替练习。

（5）仰卧,屈右膝,边呼气边向左侧转下肢,同时头部向右侧转。反复做数次,左右交替练习。

腹肌保健操怎样做

（1）床上操。患者仰卧,举起双足,与身体成30°角,保持1分钟,然后两脚用力反弹起身。以上动作反复做10次左右。

（2）引便操。双脚分开与肩同宽,肩部放松,上身前倾,用左手摸右脚趾。注意膝盖要伸直,弯腰同时转动身体。然后起身,双手撑腰,上身后仰,腹部尽量往前凸出。双手交替摸双脚趾,反复做数次。

（3）足部的屈伸体操。从直立的姿势直接蹲下,双手拄地,起身直立。反复做数次。

（4）快便保健操。① 呼吸运动。仰卧,膝弯曲,两臂平放于身体两侧。作深呼吸15～20次。② 屈腿运动。仰卧,两腿伸直,两手自然平放。屈膝,并尽力将两腿往身体方向拉,使大腿贴向腹部,然后再回到准备姿势。③ 踏车运动。仰卧,两腿伸直,两臂向外展。两腿同时往上举,然后再回到准备姿势。重复做10～15次。

习惯性便秘症患者怎样做保健体操

（1）屈腿运动。仰卧，两腿同时屈膝，两大腿贴腹，然后还原成预备姿势。每10分钟为一组，做3组。

（2）举腿运动。仰卧，两腿同时举起，保持伸直状态，然后还原成预备姿势。每10次为一组，根据本人情况定量。

（3）"踏车"运动。仰卧，轮流屈伸两腿，模仿踏车的动作，每10次为1组，可做3组。

（4）仰卧起坐运动。仰卧，下肢不动，收腹、起坐，上体成坐位后还原成仰卧，每10次为一组，做3组。

老年便秘者促进排便的运动操怎样做

老年人宜常做排便操，不但可以改善胃肠功能，促进消化，还能使大肠蠕动活跃，增强肠动力，从而有效缓解便秘症。具体做法如下：

（1）两臂前伸，掌心向下。两臂侧伸左右分开，掌心向上。拇指与示指尽力分开，反复做20次。

（2）两臂侧上举，掌心向上。手掌至头顶时反掌向下。两臂微屈，掌心向下，由前额、胸、腹慢慢下放，反复做20次。

（3）两手握拳，由侧腹向下按压腹壁20次。手揉两肋部，拇指在前腹壁，四指在侧腹及背部按压20次。两拳顶住两侧腹下部，拳随腹部呼吸上下按压。

如未有便意，可稍休息1~2分钟后，再重复做1遍。当欲排便时，两拳稍用力顶住下腹部，这样更利于排便。做操时可能出现腹中肠鸣、嗳气、出虚恭以及腹中有热感，这些都是正常现象,不必担心。

适宜便秘者的肛门运动怎样做

肛门运动可以增强肛门内外括约肌、直肠肌等舒缩功能,从而增强排便动力,使排便通畅,有利于预防和治疗便秘症。常用的肛门运动有以下几种方法:

(1)收缩肛门和会阴5秒,再舒张5秒,连续进行5分钟,每日2次或3次。缩肛时吸气并稍屏息;舒张时,全身放松,将气缓缓呼出。

(2)仰卧屈膝,抬头,右手伸到左膝,然后松弛复原;再屈膝,抬头,左手伸到右膝,松弛复原。反复进行10~15次,每日2次。

(3)仰卧,收缩腹部,并将臀部紧缩,保持5秒钟后放松,重复进行。连续练习5分钟,每日2~3次。

(4)深吸气,同时紧缩臀部和肛门;呼气时松弛。反复进行10~30次。也可站立收腹缩肛,然后放松,再收腹缩肛,反复练习10~30次;步行时也可随意做缩肛运动。

哪类太极拳有防治便秘的作用

太极拳是我国传统的健身运动项目。其特点是动作刚柔并济、动中求静、连贯性强。长期坚持练习有助于许多慢性病的医疗康复。经常练习太极拳可增强体质,对于由体质虚弱、肠胃功能疾病或肥胖等原因引起排便不畅的便秘症者,通过练太极拳,可使肌肉得到锻炼,增强排便功能。打太极拳除了有锻炼肠胃，增加食欲，增强消化功能及胃肠蠕动功能的功效之外，若练拳时再配合内养功及注意腰部的转动等，还能按摩脏腑，对脏腑运动进行神经调节。因此，打太极拳对各种原因引起的功能性便秘症，如习惯性便秘症、老年便秘症等，都是一种简单易行、行之有效的运动疗法。对于长期从事静坐少动工作的人，经常练习太极拳还可以预防便秘症的发生。

太极拳分为杨式太极拳、陈式太极拳、吴式太极拳、武式太极拳、孙式太极拳和简化太极拳 6 类，便秘症患者可以根据自身的身体状况选择练习，一般以简化太极拳较为合适。

怎样做瑜伽功可治疗便秘

瑜伽可以使心态平和，消除应激反应，锻炼身体各个部位肌肉，对刺激肠道蠕动也很有效，便秘症患者每天坚持做 5～10 分钟的瑜伽可收到显著的效果。

（1）坐在床上两腿并拢，双手向前伸抓住脚尖。收小腹，身体向前压下，缓缓呼气，恢复原状时再缓缓吸气。在身体向腿部弯曲时，也采取腹式呼吸法，这种动作反复做多次。双手抓住脚尖，双肘接触床，采取胸式呼吸法。

（2）双腿分开，双手两侧平伸站立。下腰用右手触摸左脚，双膝挺直。双手的肘部伸直，手臂伸开，保持与地面垂直。双腿叉开伸直，呈等腰三角形。左右手交替触摸相反的左右脚，反复做多次。

（3）坐在床上，双腿交叉盘成莲花腿，双手放到膝盖上，调整呼吸后，一边缓缓吸气一边将上身向后倾斜，倾斜的过程中可用双肘在床上支撑身体。在做这个动作时双膝不能离开床。用双肘和头部支撑身体，背部和腰部不接触床，胸部挺起，下颌放松不用力，身体充分用力向后仰，视线背对床，双眼向水平看。屏住呼吸，头部、背部用力，双肘缓缓离开床，只用头部的力量来支撑身体，双手合十置于胸前。保持这种姿势慢慢地呼吸 4 次，然后一边呼气一边用双肘支撑身体起来，恢复双腿交叉盘成莲花腿的姿势。

（4）面部向下趴在床上，双腿弯曲，双手抓住双脚，将脚后跟靠近臀部。双膝用力伸直，双脚抬起，脸部随之抬起后，胸部也随之挺起。头部向后仰呈弯弓状，重复做两次。头部向后仰，胸部扩展，腹肌放松伸展，双膝稍微用力伸展，全身呈弓状。

怎样做转腹运动有治疗便秘功效

两脚分开与肩同宽，两膝微屈，两手叉腰。膝以下部位和腰以上躯体尽量保持不动，腹部和臀部先按顺时针方向转动，再按逆时针方向转动。锻炼强度因人而异，可循序渐进。每日锻炼次数从 1 次逐渐增加到 2～3 次，每次转动次数从每方向各 30 次逐渐增加到各 200 次。转腹运动可以加快肠蠕动的速度，做此运动的便秘症患者胃肠蠕动可由原来的每分钟 9～11 次，增加到每分钟 30 余次，蠕动的波幅也可明显增大。但是，并非所有便秘症患者都适宜进行此项运动，因机械性肠梗阻、肠结核和肠癌而引起便秘症的患者不宜进行此项运动。

通便保健简易功怎样做

以下为一种简便有效的通便保健功,其通过对胃肠的按摩刺激,可增加腹肌和胃肠平滑肌的血流量,促进新陈代谢,增强肠壁的张力和胃肠的蠕动,从而达到促使大便通畅的效果。具体方法如下:

(1)取坐位或仰卧位,放松腹肌,用两手示指和中指的指端,以适当力度按压两侧天枢穴1分钟左右。

(2)两手相叠,以肚脐为中心,沿顺时针方向缓慢地在肚脐周围小范围按摩腹部50圈。按摩力量要适中,以能带动内脏为宜。

(3)具体方法同上,在肚脐周围大范围按摩腹部50圈。

(4)两手相叠,从胸口偏左处开始向下腹部方向按摩50次。

(5)排便时,可在收缩肛门时吸气,松弛排便时呼气,如此反复提肛20～30次,并可在排便后轻拍骶部,相互配合以达到最佳效果。注意均应按顺时针方向按摩,切忌逆时针按摩腹部。

老年性便秘症患者如何用手穴来保健

老年人由于体质虚弱,胃肠功能失调,津液不足,易使肠便干燥,从而发生便秘。手穴保健疗法具有滋养阴液,润肠通便的功效,对老年便秘患者十分适用。具体方法如下:

取牙签5根,用胶布捆紧,使其尖部呈梅花状,点压大肠穴、小肠穴,并可与三焦穴、肾穴、肝穴相配伍,双手交替进行。每次 3～5 分钟, 每日 2 次, 连续进行 2～3 日。

　　若效果不理想或希望巩固疗效, 可多进行几日。需要注意的是, 在治疗过程中不要服通便药物, 并要少吃辛辣刺激性食物。

便秘症的治疗与调养

便秘症患者的
饮 食 调 养

便秘患者宜吃富含食物纤维的食物。多供给含粗纤维食物,如粗粮、带皮水果、新鲜蔬菜等,刺激肠道,促进胃肠蠕动,增强排便能力。

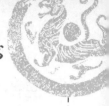

适宜便秘症患者调养的日常饮食

各类便秘患者的饮食要把握什么原则

（1）宜吃富含食物纤维的食物。多供给含粗纤维食物，如粗粮、带皮水果、新鲜蔬菜等，刺激肠道，促进胃肠蠕动，增强排便能力。

（2）补充水分。多饮水使肠道保持足够的水分，有利于粪便排出。

（3）补充 B 族维生素。食用含 B 族维生素丰富的粗粮、酵母、豆类及其制品等可促进消化液分泌，促进肠道蠕动，有利于排便。

（4）多食产气食物。多选食易于产气的食物，如洋葱、萝卜、蒜苗等，以促进肠蠕动，有利于排便。

（5）摄入高脂肪。适当增加高脂肪食物，能润滑肠道，且分解产生的脂肪酸有刺激肠蠕动作用。可选用花生、芝麻、核桃及花生油、芝麻油、豆油等。每天摄入脂肪总量可达 100 克。

（6）便秘者应禁忌饮酒、喝浓茶、喝咖啡，忌吃辣椒等刺激性食物。

便秘症的治疗与调养

便秘患者宜吃哪些食物

粮食类

（1）红薯。性平，味甘，具有补中和血、益气生津、健脾胃、通便等功效，适用于习惯性便秘症患者。红薯家常的吃法以蒸、煮、熬粥为多。老年人食用应以熬粥为宜。

（2）粟米。性凉，味甘咸，陈久者苦、寒，具有滋养肾气、健脾胃、清虚热等功效。

（3）粳米。性平，味甘，具有健脾和胃、益精强志、益气除烦、聪耳明目、缓和五脏、生津止渴等功效。

（4）小麦。性凉，味甘，具有清热除烦、养心安神、益肾、止渴、厚肠胃、通便等功效。

（5）荞麦。性凉，味甘，具有开胃宽肠、下气消积、除烦利湿、清热解毒等功效。一次不可吃得过多，否则会造成消化不良，脾胃虚寒者不宜食用。

（6）莜麦。性平，味甘，具有益肝和脾、补虚止汗、通便、降血糖、降血压等功效。脾胃虚寒者不宜食用。

（7）玉米。性平，味甘，具有通便利湿、降压消脂等功效。科学的吃法是将玉米与豆类、粳米、面粉等混合吃。

（8）高粱。性温，味甘、涩，具有温补脾胃、通便止泻等功效。

豆类

（1）大豆。性平，味甘，具有健脾宽中、通便消水、排脓解毒、消肿止痛等功效。因大豆煮食的消化率只有65％左右，所以一般加工成豆腐、豆浆等豆制品食用。

（2）赤小豆。性平，味甘、酸，具有健脾利水、清热除湿、和血通便、消肿解毒等功效。

（3）绿豆。性寒，味甘，具有清热解毒、利尿通便、生津止渴、养胃止泻等功效。

（4）蚕豆。性平，味甘、微辛，具有益气健脾、利湿和中、通便止血等功效。蚕豆多食令人腹胀，脾胃虚弱者不宜多吃。

（5）豇豆。性平，味甘，具有健脾通便、止消渴、补肾、生精髓、和五脏、调营卫、理中益气等功效。气滞性便秘症患者不宜多食豇豆干品。

（6）青豇豆。性平，味甘，具有和中下气、利二便、解疮毒、除呃逆、解渴通乳等功效。多食令人腹胀，脾胃虚弱者应慎用。

（7）豆芽。性寒、凉，味甘，具有补益气血、清热解毒、通便等功效。大豆芽常用做热菜，可以炒、烧、煮等。烹调时宜用武火速成，并放点醋，减少维生素 C 的损失。脾胃虚寒者忌食用。

蔬菜类

（1）芹菜。性凉，味甘、苦，具有醒脑健神、润肺止咳、破瘀散结、消肿解毒、通便降压等功效。脾胃虚弱、消化吸收不良、大便稀溏不成形及消化性溃疡患者宜少食芹菜。低血压者也不宜多吃芹菜。

（2）韭菜。性温，味甘、辛，具有温中行气、健胃提神、温肾阳、暖腰膝、散瘀解毒、活血止血、通便止泻、调和脏腑等功效。做主料可单炒，也可水焯后凉拌。韭菜不宜多食，以免上火，胃虚有热、阴虚火旺者忌食。夏天的韭菜纤维过多，不易被消化吸收，易引起胃肠不适，胃病及大便稀溏者慎食。

（3）油菜。性温，味甘，具有散血消肿、清热除烦、行气去瘀、通利肠胃的功效。各种烹调方法皆可，但脾胃虚寒者不宜多食。

（4）菠菜。性凉，味甘，具有利五脏、通肠胃、开胸膈、下气调中、止渴润燥等功效。可以炒食，亦可凉拌、做汤等。脾胃虚寒者宜少食，结石患者忌食。

（5）卷心菜。性平，味甘，具有利五脏、调六腑、填脑髓的功效。各种烹调方法皆可。

（6）蕹菜。性寒而滑，味甘，具有清热解毒、凉血、通便、利尿等功效。脾虚泄泻者不宜多食。

（7）马铃薯。性平，味甘、辛，无毒，具有和中调胃、健脾益气、消炎、解药毒等功效。适宜于习惯性便秘症患者食用。各种烹调方法皆可。

（8）胡萝卜。性平，味甘，具有补脾和胃、消食化滞、补中下气、利肠通便、安五脏等功效。各种烹调方法皆可。

（9）萝卜。性凉，味辛、甘，具有消食顺气、醒酒化痰、治喘止咳、利尿散瘀、补虚通便等功效。各种烹调方法皆可。正在服用人参等补气药物者不宜食用。

（10）洋葱。性温，味辛、辣，具有温肺化痰、解毒抗癌、杀菌等功效。洋葱容易引起腹胀，不宜进食过多。

（11）魔芋。性寒，味辛，有毒，具有清洁肠胃、化痰散积、行瘀消肿、解毒抗癌等功效。魔芋有一定的毒性，食用时须经过加工。

（12）慈姑。性凉，味苦、甘，具有活血、通便、滑胎等功效，

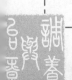

适宜习惯性便秘症患者食用。妇女怀孕时不宜多食。

（13）竹笋。性微寒，味甘，具有利肠通便、利膈爽胃、清热消痰、消渴益气等功效。单独烹调味道不够鲜美，且带有涩味和麻舌感，应与荤食合烹。脾虚便溏及消化道溃疡者忌食。

（14）番茄。性平，味甘、酸，具有生津止渴、消食通便、凉血平肝、清热解毒的功效。既可生吃，又可熟食，且多种烹调方法均适宜。

（15）茄子。性寒凉，味甘，具有清热活血、止痛消肿、祛风通络、利尿通便等功效。多种烹调方法均适宜。脾虚泄泻、消化不良者不宜多食。

（16）黄瓜。性寒，味甘，具有清热解渴、通便利尿、减肥美容等功效。生熟皆可吃，多种烹调方法均适宜。脾胃虚寒者不宜多食。

（17）香菇。性平，味甘，具有益气补虚、健脾养胃、透发痘疹等功效。多种烹调方法均适宜。

（18）黑木耳。性平，味甘，具有补气益智、滋养强壮、补血活血、凉血止血、滋阴润燥、养胃润肠等功效。多用来凉拌、炒菜、做汤或甜羹。大便常稀溏者不宜食用。

（19）银耳。性平，味甘、淡，无毒，具有润肺生津、滋阴养胃、益气和血、补肾益精、强心健脑等功效。

水果类

（1）猕猴桃。性寒，味甘、酸，具有解热止渴、利尿通淋、和胃通便等功效。脾胃虚寒者应慎食，先兆性流产、月经过多和尿频者忌食。

（2）苹果。性平，味甘、酸，具有补心益气、增强记忆、生津止渴、止泻润肺、健胃通便、除烦解暑、醒酒等功效。

（3）梨。性凉，味甘微酸，具有清心润肺、利大小肠、止咳消痰、清喉降火、除烦解渴、润燥祛风等功效。胃寒、脾虚泄泻及肺寒咳嗽者忌食。

（4）桃。性微温，味甘酸，具有生津润肠、活血消积等功效。

（5）杏。性温，味酸、甘，具有润肺定喘、生津止渴、通便等功效。

（6）山楂。性微温，味酸、甘，具有消积食、散瘀血、驱绦虫、止痢疾疾、化痰浊、解毒活血、提神醒脑、清胃通便等功效。

（7）杨梅。性温，味甘、酸，具有生津止渴、和胃通便、行气止痛等功效。食用过多会损齿及筋，血热火旺体质者尤其不能多食。

（8）橘。性凉，味甘、酸，具有开胃理气、生津润肺、通便醒酒等功效。风寒咳嗽及痰饮者不宜食用。

（9）柑。性凉，味甘、酸，具有生津止渴、醒酒、通便、利尿等功效。脾胃虚寒者忌服。

（10）香蕉。性寒，味甘，具有润肠通便、清热解毒、健脑益智、通血脉、填精髓、降血压等功效。食入过多会影响胃肠功能。香蕉含糖亦多，过量食后糖分在胃中发酵，容易引起腹胀便溏。

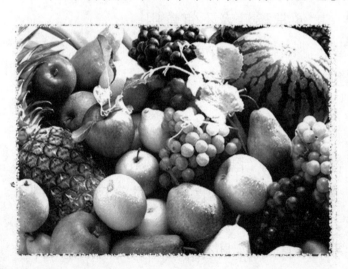

（11）无花果。性平，味甘，具有开胃通便、止泻痢、治痔疮、催乳汁、驱肠虫、消炎消肿等功效。

（12）西瓜。性寒，味甘，具有清热解暑、除烦止渴、润肠通便、利尿消肿、减肥美容等功效。脾虚胃弱及消化不良者不宜进食过多。

（13）桑椹。性微寒，味甘，具有养血滋阴、补益肝肾、祛湿解痹、聪耳明目、通便等功效。湿滞中焦、脘腹胀满、食少便溏者忌用。

（14）罗汉果。性凉，味甘，具有清热凉血、化痰止渴、润肺通肠等功效。体质虚寒者应慎用。

干果类

（1）红枣。性温，味甘，有养胃健脾、益血壮身、益气生津等功效。痰热咳嗽者忌服。

（2）松子。性微温，味甘，有滋养强壮、润肺止咳、润肠通便等功效。

（3）香榧。性平，味甘，有杀虫、润燥、消食化积、润肠通便、止咳、强筋骨、利气血等功效。适宜习惯性便秘症患者食用。大便稀溏者不宜食用。

（4）核桃仁。性温，味甘，有健脑益智、温肺定喘、润肠通便等功效。口苦、口干、手足心发热者不宜多吃。喘咳黄痰或大便稀时不宜食用。

海产品类

（1）紫菜。性寒，味甘、咸，具有化痰、软坚、清热、通便、利尿等功效。

（2）海带。性寒，味咸，具有软坚散结、消痰平喘、通便利水、祛脂降压等功效。脾胃虚寒者忌食。

（3）羊栖菜。性平，味甘、咸，具有补血降压、润肠通便、软坚化痰等功效。适宜习惯性便秘症患者食用。

适合便秘患者的一日三餐调养食谱

各种食谱

◈ 里脊菜花包

用料：里脊肉 150 克，菜花 150 克，水发木耳 50 克，熟火腿末 25 克，鸡蛋清 1 个，植物油 500 毫升，精盐、鸡精、葱丝、湿淀粉、鲜汤、香油各适量。

制法：

① 菜花洗净，择成小朵。里脊肉剔去筋络，洗净切成厚约 1 厘米的薄片，装在碗内，加鸡蛋清、少许精盐和湿淀粉，轻轻抓匀上浆。水发木耳洗净，择成小朵。把浆好的里脊肉片，每片放一小朵菜花，撒上少许熟火腿末，包起，即成菜花包坯料。

② 锅内注油烧至五成热，将菜花包坯料分别下入，炸 2~3 分钟，捞出控油，撒上葱丝，装入盘内。原锅留少许底油，烧至七成热时，下入木耳，煸炒几下，随即放精盐和适量鲜汤，烧沸加入鸡精，用湿淀粉勾芡，淋入香油即可。

功效：滋补开胃，润肠排毒。

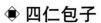

◈ **四仁包子**

用料：松子仁 15 克，核桃仁 15 克，甜杏仁 25 克，花生仁 20 克，面粉 350 克，发酵粉、碱水、白糖、植物油各适量。

制法：4 种果仁剁碎，放入碗内，加植物油、白糖、面粉，用手抓匀制成馅备用。面粉、发酵粉加水和匀，发酵后将碱水揉进，加白糖、植物油揉匀分成若干面剂，将每个面剂压成圆皮，包入调好的馅，上笼蒸熟即成。

功效：滋养润肺，止咳平喘，润肠通便。

◈ **豌豆包**

用料：豌豆 500 克，小麦面粉 500 克，干酵母粉 5 克，发酵粉 5 克，白糖、植物油各适量。

制法：

①将面粉、干酵母粉、发酵粉、白砂糖混合，加水搅拌成块，用手揉搓成团，放案板上反复揉搓，直至面团光洁润滑；豌豆洗净加水煮烂，凉后，放筛网中擦成泥备用。

②炒锅入油烧热，放入豆泥，加糖炒至水分蒸发，装入盛器中冷却，即成豌豆馅。将发好的面团分小块，再擀成面皮，包入馅，捏好，以常法蒸熟即成。

功效：益气利尿，润肠通便。

◈ **芋泥包**

用料：芋头 500 克，小麦面粉 500 克，大葱、白砂糖、植物油、泡打粉、干酵母粉各适量。

制法：

① 将面粉、干酵母粉、泡打粉、白砂糖混合均匀,加水250毫升,搅拌成块,用手揉搓成团,放案板上反复揉搓,直至面团光洁润滑。芋头洗净去皮切片,放蒸锅中蒸熟,用筛网擦成泥状。

② 油锅中放葱爆香,去葱渣放入芋泥、白砂糖炒匀熟透即成芋泥馅。将发好的面团分小块,再擀成面皮,包入馅,捏好,以常法蒸熟即成。

功效:益脾调气,润肠通便。

◈ **佛手蒸饺**

用料:面粉 100 克,赤小豆 100 克,白糖 80 克,糖玫瑰 15 克,熟猪油 30 克。

制法:

① 将赤小豆淘洗干净,完全浸泡倒入锅内,加水煮至烂熟,捞出用筛子擦去豆皮即成豆沙。

② 炒锅加猪油烧热,加入白糖翻炒,待糖溶后加入豆沙,用文火翻炒。当水分炒干后,再加糖玫瑰炒透,盛出晾凉即成为馅料。

③ 面粉加热水拌匀,和成面团揉匀,饧面片刻再稍揉几下,揪成小面剂,擀成中间稍厚的圆形面皮。包成饺子生坯,上笼蒸熟即可。

功效:健脾养血,润肠通便。

◈ **荠菜饺**

用料:荠菜 1500 克,面粉 800 克,虾皮 50 克,葱花、精盐、酱油、植物油、香油、鸡精各适量。

制法：将荠菜去杂，洗净切碎，放入盆中，加入虾皮、精盐、鸡精、酱油、葱花、植物油、香油，拌匀成馅。将面粉用水和成软硬适度的面团，切成小面剂，擀成饺子皮，包馅成饺，以常法煮熟食即可。

功效：清热解毒，止血降压，润肠排毒。

◈ 韭菜花饺

用料：五花肉 250 克，韭菜花 250 克，鸡蛋 1 个，小麦面粉 250 克，植物油、精盐、鸡精各适量。

制法：韭菜花洗净切成粒，加盐腌一下，清水漂清后挤干；五花肉洗净绞成肉馅，加韭菜花、植物油、精盐、鸡精拌匀即成韭菜花馅；鸡蛋打散成蛋液，与面粉、精盐、水混合，揉搓成面团，再将面团分小块，擀成面皮备用。将擀好的面皮中包入馅，捏好，包成饺子，以常法煮熟食即可。

功效：温中开胃，润肠通便。孕妇忌食。

◈ 南瓜饺

用料：五花肉 250 克，南瓜 500 克，鸡蛋 1 个，小麦面粉 250 克，葱、姜、植物油、盐、鸡精各适量。

制法：鲜猪肉洗净绞成肉馅。南瓜去皮，去籽，切成细粒，加入葱花、姜末、盐、鸡精，鲜肉馅拌匀即成南瓜馅。将面粉、盐、鸡蛋加水混合，揉搓成面团，再将面团分小块，擀成面皮备用。将擀好的面皮中包入馅，捏好，包成饺子，以常法煮熟食之。

功效：补中益气，润肠通便。气滞湿阻患者忌食。

◉ 金银饭

用料：红薯 100 克，粟米 75 克，粳米 125 克。

制法：将粟米、粳米淘洗干净。红薯去皮洗净，切成方块，备用。将粟米、粳米先放入锅内，倒入适量水，用武火煮沸后，改用文火焖至八成干，加入红薯块焖至香熟即成。

功效：健脾通便。

◉ 鸡蛋芹菜炒饭

用料：熟米饭（蒸）300 克，芹菜 100 克，鸡蛋两个，大葱、盐、鸡精、料酒、猪油（炼制）适量。

制法：

① 将鸡蛋磕入碗内，加入少许精盐、料酒，打散搅匀；芹菜洗净去根、去叶，切丁；葱切末。

② 锅置火上，倒入猪油，用旺火烧热后倒入鸡蛋液，炒熟，盛出。

③ 原锅再倒入适量猪油，烧热后放入芹菜丁，煸炒几下，加入精盐，炒至七八成熟时，盛出。

④ 原锅再加猪油，烧热后倒入米饭炒匀，淋上少许水，盖上锅盖，用文火焖约 5 分钟，倒入炒好的鸡蛋和芹菜丁，加精盐、鸡精，炒匀撒上葱末即成。

功效：健脾利尿，润肠通便。

◉ 大枣猕猴桃饭

用料：大枣 50 克，猕猴桃 80 克，粳米 250 克。

制法：将猕猴桃与大枣加水 1000 毫升，煎煮至约 500 毫

便秘症的治疗与调养

升,捞出猕猴桃与大枣,备用。将淘净的粳米与猕猴桃与大枣液一同倒入电饭煲内煮至近熟时,把猕猴桃与大枣摆放在米饭的表层上,续煮至熟即成。

功效:利肠通便,益气防癌,解毒健脾。

◈ 麻仁栗子糕

用料:栗子粉 30 克,玉米粉 30 克,芝麻仁、火麻仁、红糖各适量。

制法:将火麻仁研成末,与芝麻仁、玉米粉搅拌均匀,再加入栗子粉、红糖,用水和面,做成糕。将糕上笼,用武火蒸 15～20 分钟即可。

功效:养阴,润肠通便。

◈ 麻桃蜜糕

用料:核桃仁 150 克,黑芝麻 100 克,粳米粉、糯米粉各 500 克,金橘饼 3 个,蜂蜜、白糖各适量。

制法:将核桃仁、黑芝麻分别炒香研碎与两种米粉拌匀。蜂蜜加白糖、水调成糖水,拌入粉内和匀,用粗筛筛出面粉团,搓碎再筛,将米粉轻轻盛入糕模内,上面撒入切碎的金橘饼,上笼武火蒸 20～25 分钟。

功效:补中益气,滋养肝肾,润肠通便。

◈ 高粱米糕

用料:高粱 600 克,红豆沙 300 克,白砂糖适量。

制法:将高粱米洗净,加水放入笼内蒸熟备用。取两个盘子,一半高粱米放入盘内铺平,用手压成片,剩下的高粱米放入另一盘内压好。将压好的高粱米扣在案板上,用刀抹平,铺上豆沙馅,将另一半高粱米扣在豆沙馅上,用刀抹平,切成菱形块,撒上糖即成。

功效:补气养胃,润肠通便。

◈ 清甜蔗汁糕

用料:荸荠粉200克,甘蔗汁200毫升,冰糖、熟植物油各适量。

制法:将甘蔗汁130毫升和荸荠粉调匀,过滤待用。捣碎冰糖,将冰糖与水和甘蔗汁70毫升混合,用慢火煲溶并倒入荸荠粉,始终按同一方向搅成糊,加入熟植物油搅匀,倒入容器内,隔水蒸30分钟,冷却后放入冰箱冷冻,倒出切块即成。

功效:清热利尿,润肠通便。脾胃虚寒者忌食。

◈ 花生酥糕

用料:花生仁600克,白砂糖600克。

制法:将花生仁炒至微黄色酥脆,冷却后,与白糖混合磨成粉料。将拌和好的粉料压在糕饼模具中,压实、压平,然后稍加振动即成。

功效:滋补调气,润肠通便。

◈ 三豆蜜糕

用料:黑豆、干蚕豆、赤小豆各250克,糯米、蜂蜜各适量。

制法:将3种豆用冷水泡发,蚕豆去皮,放在炒锅内加适量清水,用文火炖熟后用勺背压碾成泥,加蜂蜜调成馅备用。

糯米淘洗干净,放在容器中加水蒸熟,再将调好的馅夹放在两层糯米饭中,用纱布包好压平,切成小块即成。

功效:乌发润发,清热利湿,润肠通便。

◈ **云层馒头**

用料:小麦面粉 500 克,碱 5 克,猪油(炼制)50 克,发酵粉适量。

制法:

① 将面粉加入发酵粉拌匀,用水和成面团发酵。发好的面放在案板上扒开,放入碱水,擀成大长方形片,抹上一层熟猪油卷起,再搓成粗细相同的圆条,制成每个重约 50 克的小剂子。

② 将小剂子揉成圆形馒头生坯,饧约 10 分钟后码入屉内,上笼用武火蒸约 20 分钟即成。

功效:养心安神,润肠通便。

◈ **豆面窝头**

用料:大豆粉 300 克,玉米面 750 克,白砂糖 200 克,苏打粉 15 克。

制法:

① 将玉米面用水烫好,晾凉,与大豆面和小苏打混合,稍饧一会儿,加入糖揉匀成面团,并分成重约 50 克的小剂子。

② 剂子放在手中揉成圆形,右手大拇指在圆球表面钻上一个小洞,边钻洞,左手掌边配合右手指转动玉米面球,直至洞口由小渐大,由浅到深,把面球顶端捏成尖形,成窝头形状,上笼用武火沸水蒸约 20 分钟即成。

功效：健脾下气，润肠通便。

◈ **菜团子**

用料：玉米面、绿豆面、小米面各 200 克，五花肉 300 克，腌雪里蕻 150 克，苏打粉、葱、姜、香油、鸡精、酱油各适量。

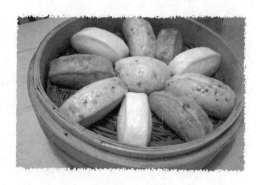

制法：

① 将玉米面、绿豆面、小米面混合，放适量苏打粉，加温水搅拌均匀，饧 30 分钟；五花肉洗净，剁成肉馅；葱、姜切末，与香油、鸡精、酱油、肉调和均匀，腌制 10～15 分钟；雪里蕻洗净切成末，用手挤干水分，与肉馅搅拌均匀备用。

② 将饧好的面分成若干个小剂子，擀成面皮包馅后，边转面皮边往上拢，两只手的大拇指同时把馅往里按。包成团后上屉蒸 30 分钟即成。

功效：消食开胃，润肠通便。

◈ **瓜蒌饼**

用料：瓜蒌瓤（去籽）250 克，面粉 750 克，白砂糖适量。

制法：瓜蒌瓤入锅，加水、白糖，用文火熬 10 分钟，出锅晾凉做成馅。面粉加水和成软面团，发酵、加碱，擀片，包入馅做成面饼，烙熟即成。

功效：解热止渴，润肺散结，利尿润肠。

便秘症的治疗与调养

◉ **荸荠饼**

用料：荸荠 1200 克，红豆沙 300 克，芝麻 200 克，小麦面粉 15 克，香油、盐、鸡精、胡椒粉、桂花酱、植物油、高汤各适量。

制法：

① 芝麻放热锅中用文火炒至金黄色；荸荠去皮后剁碎沥干，与面粉、盐、鸡精、胡椒粉搅拌均匀后，捏挤成圆球，再拍扁，包裹适当的豆沙馅，蘸匀芝麻成生坯备用。

② 锅置火上，注油烧至七成热，放进生坯，用中火炸约 3 分钟后捞出沥干。锅留少许底油，将荸荠饼放入，用锅铲轻轻压成扁圆形，用文火两面煎约两分钟，加入高汤、桂花酱，淋入香油，待汤汁收干即成。

功效：清热生津，润肠通便。脾胃虚寒者忌食。

◉ **荸荠蒸肉饼**

用料：五花肉 150 克，荸荠 75 克，植物油、盐各适量。

制法：将猪肉剁为米粒形状，用碗盛着，加入精盐搅至起胶，再加适量清水搅至黏稠状。荸荠用刀拍碎后剁为粒状，放入猪肉碗内搅匀后，用手按至平滑，入笼蒸熟即成。

功效：清热生津，润肠通便。脾胃虚寒者忌食。

◉ **煎马铃薯饼**

用料：马铃薯 300 克，鸡蛋 3 个，淀粉 20 克，盐、鸡精、植物油、蒜、料酒各适量。

制法：

① 鸡蛋打散成鸡蛋液；马铃薯切成细丝，放盆中加鸡

蛋液及盐、鸡精、淀粉拌匀；大蒜去皮捣碎用料酒兑成蒜汁备用。

② 锅置火上，加植物油烧热，倒入马铃薯煎成圆饼，煎至两面呈金黄色即可食用，佐大蒜汁同食。

功效：健脾益气，润肠通便。

◈ 栝楼甜杏仁饼

用料：甜杏仁粉100克，面粉500克，栝楼瓤250克，白糖适量。

制法：栝楼瓤去籽，与甜杏仁粉一同放在锅内，加水适量及白糖，以文火煨熬，拌成馅备用。面粉加水和成软面团，发酵，擀片，填夹馅料制成面饼，烙熟或蒸熟即成。

功效：滋阴，润肠通便。

◈ 萝卜丝饼

用料：面粉500克，白萝卜500克，生猪板油50克，熟火腿25克，精盐、黄酒、鸡精、葱花、植物油各适量。

制法：

① 将面粉200克加油揉成干油酥。面粉300克加油、温水揉成水油酥。两种面团分别揪成10个剂子，将干油酥逐个包入水油酥面内，用手压成圆形皮。白萝卜洗净切成丝，加精盐稍腌一下挤干水分。熟火腿切成丝。生猪板油撕去薄膜切成小丁，用黄酒和精盐渍一会儿。将白萝卜丝、板油丁、火腿丝、鸡精、葱花拌匀做成馅，包入酥皮内制成厚饼形生坯。

② 平底锅烧热后放油，将生坯煎至两面熟透即成。

功效：补中益气，消食化积，利肠通便。

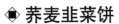
◈ **荞麦韭菜饼**

用料：荞麦粉 500 克，韭菜 150 克，精盐、鸡精、胡椒粉、植物油各适量。

制法：将韭菜洗净，切成细末。荞麦粉加水拌匀成糊状，加入韭菜末、精盐、鸡精、胡椒粉拌匀。锅置火上烧热，用植物油擦锅后，倒入荞麦韭菜糊摊平，翻动，至两面焦黄香熟即成。

功效：开胃健脾，解毒通便。

◈ **螺汁菜烩面**

用料：螺蛳 250 克，白菜 100 克，生面条 250 克，熟猪油、黄酒、鸡精、精盐、生姜片各适量。

制法：面条用沸水煮熟，冲冷，沥干；螺蛳用水放养 4 小时，与姜片一起投入沸水中煮 3～5 分钟，沥出汁，加黄酒煮沸，下入切碎的白菜，沸煮 3 分钟后，倒入面条、精盐煮沸，淋上猪油，调入鸡精即可。

功效：清热明目，利尿通便。

◈ **凉拌蒸面**

用料：生面条 500 克，绿豆芽 250 克，姜、盐、鸡精、酱油、醋、白砂糖、芝麻酱、辣椒油、香油、猪油（炼制）各适量。

制法：

① 姜去皮洗净切丝，用酱油腌渍成酱姜丝备用；绿豆芽择洗干净略焯；芝麻酱加水，拌匀，淋上麻油，调成浆状芝麻酱；锅内放入酱油、糖，烧沸后离火，加入鸡精、精盐拌匀，调成味汁备用。蒸锅加水烧沸后将面条上屉蒸 10 分钟盛出晾凉。

② 煮锅内加水烧沸，放入面条煮约 3 分钟，淋上熟油，略煮，盛出装入盘中，撒上酱姜丝、豆芽，淋上味汁、芝麻酱、醋、辣椒油，拌匀即成。

功效：消食利便。

◈ **两样面擀条**

用料：面粉 250 克，玉米粉 150 克，肉末 100 克，茄子 200 克，植物油 50 毫升，酱油、精盐、葱、姜、蒜、白糖、鲜汤各适量。

制法：

① 将葱、姜、蒜洗净切末。玉米粉、面粉、放入盆内，加水和成面团，饧一会儿，擀成薄片，切成条。将茄子削皮洗净，切成条，下入油锅中煎好备用。

② 炒锅置火上，注油烧热，下入葱花、生姜末、蒜蓉炝锅，放肉末煸炒，加酱油、精盐、白糖、鲜汤，烧开后放入茄子烧透备用。

③ 原锅重置火上，加适量清水烧沸，下入面条，烧沸后点入凉水，待面条熟后捞出，浇上肉茄子卤拌匀即成。

功效：健脾益气，润肠通便。

◈ **黑白杏仁糊**

用料：黑芝麻 100 克，杏仁 60 克，银耳 60 克，粳米 100 克，当归 15 克。

制法：黑芝麻、杏仁、粳米、当归烘干研成末。分成 5 份，煮成糊。银耳用温水洗净，发胀，熬成羹。取 1 份糊加入 1/5 的银耳羹。每天 3 次分服。

功效：养阴，润肠，通便。

◈ **桑椹黑芝麻糊**

用料：桑椹 60 克，粳米 30 克，黑芝麻 60 克，白砂糖适量。

制法：桑椹、黑芝麻、粳米同放在石臼里捣烂备用。砂锅置火上，加水、白糖煮沸，再加入捣烂的药浆，边倒边用勺子搅拌，煮至糊状即成。

功效：润肠通便。

◈ **山药芝麻糊**

用料：山药 15 克，黑芝麻 120 克，玫瑰糖 6 克，鲜牛奶 200 毫升，冰糖 120 克，粳米 60 克。

制法：粳米洗净，用水泡 1 小时，捞出滤干。山药切成小粒。黑芝麻炒香。将以上食材放入盆中，加水和鲜牛奶拌匀，磨碎后滤出细蓉待用。锅置火上，加水、冰糖烧沸后，加入粳米、芝麻，加玫瑰糖搅拌成糊，煮熟即成。

功效：滋阴补肾，益脾润肠。合并糖尿病的患者忌食。

◈ **芝麻松子糊**

用料：黑芝麻 30 克，松子 10 克，蜂蜜适量。

制法：将黑芝麻、松子混合并研成细末，加适量蜂蜜调成糊状即成。

功效：补肝益肾，润肠通便。肠炎及阳痿、早泄者忌食。

◈ **蛋酥猕猴桃**

用料：猕猴桃 500 克，面粉、白糖各 200 克，鸡蛋两个，植物油适量。

制法：猕猴桃去皮洗净，对半切开。鸡蛋磕于碗内，搅打起泡，调面粉，加植物油 30 毫升，制成蛋面糊。炒锅置火上，注油烧至七成热，将猕猴桃挂面糊放入锅内，炸至金黄色，捞起装盘。原锅留少许底油，加水、白糖，溶成糖液，淋在炸好的猕猴桃片上即成。

功效：健脾利湿，益心养胃，润肠排毒。

各种粥谱

◈ 核桃仁粥

用料：粳米 50 克，核桃仁 50 克。

制法：将粳米淘洗干净，与核桃仁一同下锅，加适量清水用武火烧沸后，转用文火熬煮成粥即可。

功效：养脾胃，补肺肾，滑大肠。凡痰热咳嗽、便溏腹泻者均不宜服用。

◈ 杏仁粥

用料：甜杏仁 20 克，粳米 100 克，冰糖适量。

制法：将杏仁用热水泡软去皮捣烂，与淘洗干净的粳米加水同煮，待煮沸后加入冰糖同煮成粥即可。

功效：润肺平喘，润肠通便。适合老年便秘患者食用。

◈ 松子仁粥

用料：松子仁 15 克，粳米 30 克。

制法：将松子仁和水研末做膏，备用。粳米淘洗干净，放入锅中，加适量清水，武火煮沸后，转至文火煮至米烂粥稠后，加入松子仁膏，再反复煮沸三次即成。

功效：润肠通便。适用于老年气血不足或热病伤津引起的大便秘结者。

◈ 柏子仁粥

用料：柏子仁 15 克，蜂蜜 20 克，粳米 100 克。

制法：将柏子仁去皮、壳、杂质，捣烂后与淘洗干净的粳米一同入锅，加水烧沸后，用文火熬煮成粥，熟后调入蜂蜜即可。

功效：养血安神，润肠通便。

◈ 西瓜子仁粥

用料：粳米 100 克，西瓜子仁 30 克，精盐适量。

制法：将西瓜子仁洗净，粳米淘洗干净，用冷水浸泡半小时，捞出，沥干水分备用。锅中加水，放入粳米，用武火烧沸后加入西瓜子仁，改用文火慢熬至粥成，加盐调味，稍焖即成。

功效：清心降火，止血止咳。适用于心火内盛、久咳、大便秘结者食用。

◈ 红薯粥

用料：红薯 50 克，小米 50 克。

制法：红薯洗净去皮，切成小块，小米淘净，共入锅中，加清水适量，用武火烧沸后，转用文火煮至米烂成粥即成。

功效：润肠通便，适宜胃弱阴虚型慢性便秘。

◈ **芝麻粥**

用料：粳米 50 克，黑芝麻仁 6 克，蜂蜜适量。

制法：锅置火上，注油烧热，加入黑芝麻，用中火炒至出香味时，取出备用。粳米淘净，放入锅内，加清水适量，用武火烧沸后，转用文火煮至米八成熟时，放入黑芝麻、蜂蜜，拌匀，煮至米烂粥稠即成。

功效：补肝肾，益精血，润肠燥。

◈ **牛乳粥**

用料：鲜牛奶 250 毫升，粳米 100 克，白糖适量。

制法：粳米淘净后，放入锅内，加入清水适量，用武火烧沸后，转用文火煮至米烂成粥，再加白糖、牛奶，烧沸即成。

功效：补血益气，顺肠排毒。忌食酸性食物。

◈ **赤小豆粥**

用料：薏苡仁、粳米各 30 克，赤小豆 20 克，白糖适量。

制法：将薏苡仁、粳米、赤小豆分别洗净，泡涨。再将赤小豆放入锅中，加水用武火煮沸后，改文火慢煮至赤小豆开花，再加入薏苡仁及粳米，继续熬煮，直至米豆烂熟，加白糖调匀即成。

功效：健脾利水，利肠解毒。

◈ **豇豆粥**

用料：粳米 100 克，豇豆 100 克，盐、色拉油各适量。

制法：将豇豆洗干净，切成段；粳米淘洗干净，用冷水浸

便秘症的治疗与调养

155

泡半小时,捞起,沥干水分备用。锅内放入色拉油烧热,下豇豆煸炒后取出。锅内加水,放入粳米,先用武火煮沸,再改用文火熬至粥成,加入豇豆略煮,以盐调味即成。

功效:健脾补肾,润肠通便。

◈ 白扁豆粥

用料:粳米 100 克,白扁豆 120 克,冰糖适量。

制法:将粳米淘洗干净,用冷水浸泡半小时,捞出,沥干水分;鲜白扁豆冲洗干净。取锅加水,放入粳米,用武火煮沸,下入白扁豆,改用文火熬煮成粥,加入冰糖,搅拌均匀即成。

功效:润肠通便。

◈ 胡萝卜粥

用料:粳米 50 克,胡萝卜两个。

制法:将胡萝卜洗净切成块,与淘洗干净的粳米一同下入锅内,加水熬煮成粥即可。

功效:宽中下气,利膈健胃,润肠排毒。

◈ 菠菜粥

用料:菠菜 200 克,粳米 100 克。

制法:将菠菜放入沸水烫数分钟,捞出切细,加粳米共煮成粥。

功效:补血通便。适合老年性便秘患者食用。

◈ 白菜粥

用料:粳米 100 克,白菜 150 克,姜、鸡精、盐、猪油各适量。

制法:将白菜择洗干净,切成粗丝;姜洗净切成丝;粳米淘洗干净,用冷水浸泡半小时,捞出,沥干水分备用。锅内倒入猪油烧热,下白菜丝、姜丝煸炒,起锅盛入碗内。原锅内加入适量清水,倒入粳米,用武火烧沸后,改用文火熬煮至将熟时,加入炒白菜,调入盐、鸡精,拌匀略煮即成。

功效:清热解毒,通利二便。

◈ 竹笋粥

用料:粳米100克,竹笋100克,猪肉(瘦)50克,盐、鸡精、香油、大葱、姜适量。

制法:猪肉、葱、姜均切成末;竹笋煮熟切成丝;粳米淘洗干净,用冷水浸泡半小时,捞出沥水备用。锅内放入香油、猪肉末煸炒片刻。加入笋丝、盐、鸡精、葱末、姜末炒至入味,盛入碗中。将粳米放入洗净的锅内,加水用武火煮沸,改文火熬煮成粥,加入笋丝、肉末,拌匀煮熟即成。

功效:益气和胃,助消化,去积食,防便秘。

◈ 大蒜粥

用料:粳米100克,紫皮大蒜30克。

制法:大蒜去皮,放入沸水中煮1分钟捞出。将粳米放入煮蒜水中煮成稀粥,再将蒜放入,用文火煨成稠粥即可。

功效:下气健胃,解毒利肠。

◈ 海蜇粥

用料:糯米100克,海蜇皮100克,荸荠100克,白糖适量。

制法：将海蜇皮切成细丝，用水浸泡去异味，挤干水分备用。糯米淘洗干净，与荸荠、海蜇皮一同放入锅内，加水置武火上烧沸，转用文火熬煮成粥，放入白糖即成。

功效：润肠排毒，降压化痰。

◈ 菠菜芝麻粥

用料：菠菜200克，粳米100克，芝麻50克，盐、鸡精各适量。

制法：将粳米洗净放入锅中，煮至米开花时放入菠菜，再煮沸后放入芝麻、盐、鸡精即成。

功效：润燥通便，养血止血，适用于老年性便秘患者。

◈ 芋头芹菜粥

用料：粳米100克，芋头200克，芹菜50克，海米15克，盐、色拉油各适量。

制法：

① 将粳米洗净，用冷水浸泡半小时，捞出，沥干水分；芋头洗净，去皮，切成丁；芹菜洗净，切末；海米洗净，用温水泡发，备用。

② 锅中加水，将粳米放入，用武火煮沸后，改用文火熬煮。另取一锅，用少许色拉油爆香海米，放入芋头丁煸炒，再将海米和芋头丁倒入粥内同煮，待芋头和米粒都熟软后，加入盐调味并放入芹菜末拌匀即成。

功效：益脾调气，润肠通便。

◈ 茭白猪肉粥

用料：粳米 100 克，茭白 100 克，香菇（干）25 克，猪瘦肉 50 克，盐、鸡精、猪油各适量。

制法：茭白洗净，切细丝；香菇水发，切末；猪瘦肉切细末。锅置火上，加入猪油烧热，加猪瘦肉末，再加茭白丝、香菇末、精盐、鸡精炒入味，盛入碗中备用。粳米淘洗干净，加水用武火烧沸，再转用文火熬煮成稀粥。加入炒好的猪肉、香菇、茭白搅匀，稍煮片刻即成。

功效：益气补虚，润肠通便。

◈ 枇杷银耳粥

用料：粳米 100 克，枇杷 40 克，银耳（干）30 克，冰糖适量。

制法：粳米淘洗干净，用冷水浸泡发好，捞起，沥干水分；枇杷冲洗干净，撕去外皮，切成两半，剔去果核；银耳用温水涨发，择洗干净撕碎备用。取锅加入清水、银耳、粳米，用武火煮沸后，改用文火熬煮至粥将成时，加入枇杷、冰糖，再煮沸 3 次即成。

功效：泄热下气，润肠通便。

◈ 牡蛎发菜粥

用料：粳米 50 克，牡蛎（鲜）50 克，猪瘦肉 50 克，发菜（干）25 克，葱、姜、精盐、鸡精各适量。

制法：将牡蛎肉、发菜水发，洗净；猪肉洗净，剁成泥，制成丸；葱、姜切末。将大米淘净，入砂锅内加水烧沸，再加入牡蛎肉、发菜，共煮至米开花，放入肉丸煮熟，加入葱末、姜末、盐、鸡精拌匀即成。

功效：清热消滞,理肠除垢,通便利水。

◈ 茱萸羊肉粥

用料：粳米 60 克,羊肉 60 克,山茱萸 15 克,盐、大葱、姜各适量。

制法：将山茱萸、羊肉分别洗净后切细。用砂锅煎煮山茱萸,滤汁与羊肉、粳米同煮至沸后,加入盐、葱、姜片,煮为稀粥即成。

功效：益气补虚,开胃健力,润肠通便。

◈ 香附麦片粥

用料：燕麦片 100 克,芸豆 75 克,香附 10 克,西芹 60 克,精盐适量。

制法：将芸豆洗净,泡在清水中约 4 小时后捞出。香附洗净备用。锅中倒入 4 杯水,放入香附煮开,转用中火熬煮至汤汁剩 3/4,滤出汤汁备用。燕麦片、芸豆放入锅中,再倒入熬好的汤汁煮沸,转文火煮至烂熟,再加入西芹略煮,加精盐调味即成。

功效：益气解郁,益肝和胃。适宜于肝胃不和所致的食少、纳差、大便不畅等症。

◈ 桂花大枣粥

用料：糯米 150 克,桂花 30 朵,大枣 10 个,白糖适量。

制法：桂花洗净备用。将糯米淘洗干净,放入锅内,武火煮沸后,改用文火煮至五成熟时,放入大枣、白糖,待煮熟时,加入桂花搅匀即成。

功效：健脾和中，润肠排毒。

◈ 海参鸡肉粥

用料：粳米100克，鸡肉100克，海参30克，精盐适量。

制法：将海参用温水泡发透，剖开挖去内脏，洗净切成小片备用。鸡肉切成片，与淘洗干净的粳米一同入锅，加水烧沸后，转至文火煮成稀粥，加盐调味即成。

功效：温补脾肾，益气养血，润肠排毒。

◈ 马铃薯胡萝卜粥

用料：胡萝卜50克，马铃薯（黄皮）50克，粳米50克，白砂糖15克。

制法：将胡萝卜、马铃薯分别洗净，并切成丁块备用。粳米淘净置于锅中，加水熬煮至米将熟时，加入胡萝卜丁和马铃薯丁，煮至烂熟后，加入少许白糖调味即成。

功效：利膈通肠，通便防癌。

各种菜谱

◈ 鲜笋拌芹菜

用料：鲜嫩竹笋100克，芹菜100克，熟食油、食盐、鸡精各适量。

制法：将竹笋煮熟切片备用。芹菜切段，用沸水略焯，控尽水分与竹笋片拌匀，加入适量熟食油、食盐、鸡精调味即可。

功效：清热通便。

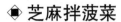

◈ **芝麻拌菠菜**

用料：菠菜 500 克，熟芝麻仁 25 克，香油、盐、鸡精各适量。

制法：菠菜切去根，掐去老叶，用水洗净。锅内加水烧沸，下入菠菜略烫一下，捞出沥干水分。将菠菜切成段，放入盘内，加入精盐、鸡精、香油，撒上芝麻，拌匀即成。

功效：补益肝肾，润肠通便。

◈ **胡萝卜拌白菜心**

用料：白菜心 500 克，胡萝卜 100 克，芝麻酱、白糖、香油、米醋各适量。

制法：白菜心、胡萝卜分别洗净，切成细丝，放入盘内备用。芝麻酱用香油调开，浇在菜丝上，再撒上白糖，食前酌加米醋拌匀即成。

功效：补中健食，宽中下气，润肠通便。

◈ **银丝拌金钩**

用料：绿豆芽 300 克，海米 30 克，青椒 1 个，调料适量。

制法：青椒切丝，绿豆芽去根洗净，一起用沸水焯熟沥干；海米加酒浸发后蒸熟，晾凉，再拌入豆芽、青椒，加入调料调味即成。

功效：滋阴平肝，顺肠通便。

◈ **欧式拌莴笋**

用料：莴笋 500 克，香菜 5 克，洋葱 8 克，鸡蛋黄 40 克，奶油 20 克,胡椒粉、盐、醋各适量。

制法:

① 莴笋去皮、去叶洗净,用沸水烫一下,切成小长方块;洋葱去皮洗净,切成末;香菜去根,洗净切成末;熟鸡蛋黄切成末放入碗内,加胡椒粉、精盐拌匀备用。

② 锅中倒入奶油,烧至奶油沸腾,趁热倒在鸡蛋黄碗内充分搅匀,加入洋葱末、香菜末和醋拌匀成汁,浇在莴笋块上即成。

功效:可增强胃液和消化液的分泌,利尿,顺肠通便。

◈ 银芽笋丝

用料:竹笋 600 克,绿豆芽、豆腐干、西芹、牛肉各 100 克,辣椒、番茄酱、酱油、香醋、芝麻、盐、香油、淀粉、大蒜、姜汁、胡椒各适量。

制法:绿豆芽洗净,去头尾;西芹洗净后择掉叶子,撕去粗茎,切成小段;豆腐干切丝。将绿豆芽、西芹段、豆腐丝一同放入加盐的滚水中焯熟,捞出沥干水分备用。整个竹笋横切上几刀,放入锅中加淘米水和干辣椒煮 1 小时,捞出,用水冲洗几次剖半,切成薄片备用。牛肉切丝,加作料拌匀,放入油锅中炒熟。将所有的材料混合,放入凉拌作料拌匀即成。

功效:清热通便。

◈ 大蒜姜汁拌菠菜

用料:菠菜 300 克,姜、大蒜(白皮)、大葱、酱油、香油、盐各适量。

制法:将大蒜去皮洗净,捣成蒜泥;姜洗净绞成姜汁;葱切花。将菠菜洗净,用沸水焯熟,挤干水分置于大碗中,加入蒜泥、姜汁、葱花、酱油、盐、香油拌匀即成。

功效:温中散寒,润肠通便。脾胃虚弱者忌食。

◈ **拌荸荠**

用料:荸荠 250 克,白糖、鸡精、精盐、香油各适量。

制法:将荸荠去皮后切片,把精盐撒在荸荠片上,腌半小时,沥干水,加鸡精、白糖、香油,拌匀即可。

功效:解腻开胃,利肠解毒。

◈ **拌荠菜松**

用料:荠菜 500 克,熟芝麻、熟胡萝卜各 50 克,豆腐干、冬笋各 25 克,精盐、白糖、鸡精、香油各适量。

制法:将荠菜去杂洗净,入沸水锅焯至颜色碧绿,捞出入冷水中过一下,沥干水,切成细末放入盘中。熟胡萝卜、豆腐干、冬笋切成细末,也放入盘中,撒上熟芝麻,加入精盐、白糖、鸡精,淋上香油,拌匀即成。

功效:凉血解毒,润肠通便。

◈ **香辣芹丁花生仁**

用料:芹菜 250 克,花生仁 100 克,香油、盐、鸡精、植物油、红辣椒(干)各适量。

制法:将芹菜择洗干净,切成丁,放入沸水锅内烫至脆绿,捞出入冷水中过一下,沥干水分后装盘;花生仁用清水泡 20 分钟,去皮;辣椒用温水泡软,去蒂、子,洗净切丁备用。锅置火上,注油烧至七成热时,倒入花生仁炸至酥脆,捞出沥油,放入芹菜丁盘中。锅内留少许底油,放入辣椒丁炸香,倒入芹菜丁盘中,再加入精盐、鸡精、香油拌匀即成。

功效:清热益气,润肠通便。

◈ 双味海带

用料:海带(鲜)500克,牛奶250毫升,黄瓜50克,全脂牛奶粉50克,蜂蜜100克,白砂糖、鸡油、红辣椒粉、芥末、料酒、醋各适量。

制法:

① 将海带洗净沥干,一半切成长方形片状,放入滚水中煮软,捞出沥干;另一半放入蒸锅内隔水干蒸30分钟后,切片备用。

② 汤锅内放入白糖、蜂蜜,加牛奶、料酒和一半的熟鸡油烧沸,然后放入长方形的煮海带片,文火煨熟,待海带片均匀裹上奶浆后,出锅切成菱角形,放在盘的一边。

③ 芥末粉用温水调匀,加醋、奶粉、红辣椒粉及剩下的熟鸡油拌匀,再放入锅中用武火烧沸成汁,蒸海带片加辣椒芥末汁拌匀,放入盘的另一边,中间放黄瓜片隔开即成。

功效:清热利尿,润肠通便,散结抗癌。

◈ 双黄三丝

用料:黄花菜50克,韭黄150克,五花肉150克,鸡蛋清25克,大葱、姜、料酒、盐、植物油、鸡精、胡椒粉、淀粉各适量。

制法:黄花菜泡发后去杂洗净,切段;韭黄洗净切段;葱姜洗净,葱切花,姜切末;淀粉与鸡蛋清混合加水搅拌成浆;五花肉洗净切丝,与料酒、盐、鸡精、胡椒粉拌匀上味,在淀粉浆中勾芡,下油锅中滑熟备用。锅内放油烧热,加葱花、姜末煸香,下入肉丝、黄花菜、韭黄翻炒,烹入调料即成。

功效:清热利湿,利肠通便。

◈ **翡翠三丝**

用料:芥菜150克,猪里脊肉150克,竹笋100克,粉丝80克,鸡蛋清35克,玉米面(黄)20克,色拉油、盐、胡椒粉、高汤各适量。

制法:将芥菜切成丝;粉丝用热水泡开后,放入微波炉内,以强微波烹煮5分钟,取出沥干;竹笋洗净切成丝;里脊肉切成丝,加水、盐、鸡蛋清、玉米粉拌匀备用。锅内放油烧热,倒入肉丝并迅速煸炒,再加入芥菜丝、竹笋丝、盐、玉米粉、高汤,用武火煸炒,将熟时,撒上胡椒粉,盛在粉丝上即成。

功效:温中利气,润肠通便。内热腹胀患者忌食。

◈ **清炒竹笋**

用料:竹笋250克,葱、姜、盐、酱油、鸡精、植物油各适量。

制法:葱、姜切成末;竹笋剥去皮,除去老的部分,切成薄片或丝备用。锅内放植物油,烧至九成热时,放入葱末煸香,再将竹笋、姜末、盐放入锅内,翻炒至笋熟时,加鸡精,再翻炒几下即成。

功效:清热益气,润肠通便。

◈ **素炒绿豆芽**

用料:绿豆芽500克,花生油50毫升,精盐、米醋、料酒、葱、姜、花椒各适量。

制法:将绿豆芽掐去两头,用清水洗净,捞出控干水分;葱顺长切成条;姜去皮,切成末。炒锅置武火上,放入花生油40克,烧至七成热时,放入花椒炸出香味,再投入葱条、绿豆芽、姜末,放入米醋、料酒、精盐翻炒几下。把所剩下的10毫升花生油烧熟后,浇在炒好的豆芽菜上即成。

功效:清热解毒,利肿通便。

◈ 扒二白

用料:芦笋200克,大白菜600克,葱段、生姜片、水淀粉、黄酒、精盐、鸡精、植物油、鲜汤各适量。

制法:将白菜剥成叶,从中一切两半,放入沸水中焯透,挤干水顺切成条。芦笋洗净,切片备用。炒锅放油,烧热,下入葱段、生姜片煸香,加入鲜汤烧沸,将葱段、姜片捞出,撇去浮沫,加入黄酒、精盐、鸡精,将备好的白菜、芦笋下入锅中,煨透入味,用水淀粉勾芡即成。

功效:润肠排毒,解毒降压。

◈ 甜味粉丝

用料:粉丝300克,大白菜200克,胡萝卜100克,荷兰豆50克,五花肉150克,香菇(鲜)45克,虾米30克,大葱、盐、白砂糖、酱油、胡椒粉、鸡精、色拉油各适量。

制法:先将粉丝洗净,用热开水浸泡5分钟,沥干;荷兰豆择去两头;大白菜洗净切丝;胡萝卜去皮切丝;香菇泡软切丝;五花肉切片;大葱切成段;虾米泡软备用。将色拉油倒入锅内,加入葱段、白菜丝、胡萝卜丝、香菇丝、五花肉、虾米,加盖武火煮5分钟后,调入盐、白砂糖、酱油、胡椒粉、鸡精,再将粉丝、荷兰豆倒入其中拌匀,加盖武火煮7分钟即成可以。

功效:清热解毒,通利二便。肺寒咳嗽者忌食。

◈ **上汤菜心**

用料:芥蓝菜心250克,蒜、鸡精、盐、猪油(炼制)、酱油、淀粉各适量。

制法:菜心洗净,入沸水锅余熟;蒜瓣过油,炸至金黄色盛出备用。锅内放入鲜汤、蒜瓣、盐、鸡精、酱油烧沸,用湿淀粉勾芡,淋于菜心上即成。

功效:利水解毒,润肠通便。

◈ **虾子春笋**

用料:竹笋1000克,虾子10克,植物油、酱油、白砂糖、鸡精、香油、姜、料酒各适量。

制法:竹笋剥掉外壳,切去根部,洗净,用刀轻轻拍裂,切成条;虾子放在小碗内,加入料酒、姜块及适量清水,上笼稍蒸,待虾子吸透水后捞出备用。炒锅放油烧至五成热,下竹笋过油后倒出沥油。锅留少许底油,烧热,加入虾子稍煸后加酱油、白糖、竹笋稍炒,再加适量清水,武火烧沸后,改用文火炖至竹笋呈金红色时,转用武火收浓卤汁,沿锅边淋入香油,放鸡精,颠翻均匀即成。

功效:清热益气,润肠通便。

◈ **苹果炖芦荟**

用料:苹果500克,芦荟200克,白砂糖、冰糖各适量。

制法：将苹果削皮，去核洗净，切成小块；芦荟去刺，去皮洗净，切成条状，撒上糖腌 1 小时。锅中加水烧沸后，倒入苹果块、芦荟条和冰糖，用文火加盖炖至酥软即成。

功效：清热健脾，润肠通便。

◈ **金瓜米粉**

用料：糯米粉 300 克，南瓜 100 克，蛤蜊肉 75 克，虾皮 15 克，葱、植物油、盐、鸡精、白砂糖、香油、胡椒粉、高汤各适量。

制法：将南瓜削皮后切丝；葱切花；米粉用沸水略烫后备用。锅内放油烧热，放入葱花爆香，先加入虾皮稍炒，再放入南瓜丝和高汤，用中火焖两分钟。加入米粉拌炒，最后放入蛤蜊肉和盐、鸡精、白砂糖、香油、胡椒粉，翻炒均匀即可。

功效：补益中气，润肠通便。脾胃虚弱者忌食。

◈ **白萝卜炖肉**

用料：猪肉 150 克，白萝卜 250 克，白砂糖、植物油、酱油、黄酒、葱、生姜、盐、鸡精各适量。

制法：白萝卜洗净，切块，焯好备用；猪肉洗净切块。锅置火上，注入植物油烧至五成热时，放入白砂糖翻炒，再加入猪肉继续翻炒，待肉上色均匀后加酱油、黄酒、葱、生姜和温水，加盖烧沸后，改用文火继续炖煮。肉将熟时，将萝卜块倒入，加盐再煮，直到肉烂熟加鸡精即成。

功效：和胃消积,清热通便。

◈ **双香海参炖猪大肠**

用料：猪大肠 250 克,海参(干)10 克,沉香 5 克,木香 10 克,盐、酱油、大葱、姜、鸡精各适量。

制法：将海参用清水泡发洗净,切成片;沉香、木香一同装入纱布袋中;猪大肠洗净,切成细丝。锅中加入适量清水,放入猪大肠,待煮沸后去除浮沫,放入海参片、纱布袋、大葱、姜,煮至猪大肠极软,再加适量盐、酱油、鸡精调味略煮即成。

功效：补肾滋阴,润肠通便。

◈ **三味猪肠**

用料：猪大肠 300 克,绿豆 100 克,糯米 50 克,香菇(鲜)50 克,盐适量。

制法：将绿豆、糯米洗净,清水浸泡 3 小时;香菇洗净切粒;猪大肠冲洗干净备用。将糯米、绿豆、香菇粒一起搅拌均匀,加盐调味,放入猪大肠中,用线扎紧大肠两端,然后放入锅中,加水煮 2 小时即成。

功效：润肠治燥,调脏毒。

◈ **红薯樱桃肉**

用料：红薯 500 克,冰糖 100 克,猪油(炼制)50 克,精盐适量。

制法：将红薯去皮,制成樱桃丸,然后稍加盐腌渍。锅中放猪油,烧至五成热时,将樱桃丸子放入,炸至紧皮为度。冰糖加水熬化,放入盐、樱桃丸共烧,待丸软汁稠即成。

功效：补中和血，益气健脾，消食开胃，宽肠通便。

◈ **碧绿斑球**

　　用料：菜花 300 克，石斑鱼 200 克，蘑菇（鲜蘑）30 克，胡萝卜 15 克，盐、姜、大蒜、鸡精、胡椒粉、白砂糖、植物油、水淀粉各适量。

　　制法：将石斑鱼肉切成块状，加盐、鸡精、糖拌匀，入油锅炸至五分熟；蘑菇、胡萝卜、姜、蒜洗净切片；菜花放入沸水中稍烫即捞出备用。锅内注油烧热，放进石斑鱼块、菜花、蘑菇、胡萝卜、姜、蒜和盐、鸡精、胡椒粉、糖一起煸炒片刻，用水淀粉勾芡即成。

　　功效：消食生津，润肠通便。

◈ **红烧大豆排骨**

　　用料：猪小排 600 克，大豆 200 克，青蒜 20 克，葱、姜、色拉油、酱油、盐、料酒、冰糖各适量。

　　制法：将猪小排剁成小块，用沸水焯好；大豆用水浸泡两小时；青蒜洗净切成斜片；葱切段，姜切片。锅内注油烧热，放入葱段、姜片爆香，加入小排骨、大豆、酱油、盐、料酒、冰糖，先用武火爆炒，再改用文火炖煮 20 分钟，撒上切成斜片的青蒜即成。

　　功效：健脾下气，润肠通便。

◈ **大枣煨猪肘**

　　用料：猪肘一个，大枣 500 克，黑木耳 20 克，精盐、白糖、鸡精各适量。

制法：将猪肘刮去毛洗净，焯一下备用；黑木耳用水泡发。在砂锅内加水，放入猪肘、大枣及黑木耳，用文火煨煮，待肘烂熟、汤汁黏稠浓厚，加入精盐、白糖、鸡精调味即成。

功效：健脾益胃，润肠排毒。

◈ 鸭舌草炖猪肘

用料：鸭舌草 200 克，猪肘 200 克，料酒、盐、鸡精、酱油、大葱、姜各适量。

制法：将鸭舌草去杂洗净；猪肘肉洗净切块。锅内加适量水，放入猪肘肉煮沸，加入料酒、盐、酱油、大葱、姜，炖至肉熟透，投入鸭舌草，炖至入味，调入鸡精即成。

功效：滋阴润燥，润肠通便。

◈ 二冬油菜

用料：油菜 300 克，水发香菇 50 克，冬笋 50 克，植物油、黄酒、鸡精、酱油、白糖、葱、生姜、湿淀粉、香油、大豆芽汤各适量。

制法：将油菜洗净切成段，入沸水锅焯透，捞出沥干水分；香菇洗净，择去根蒂，切成两半；冬笋去皮、洗净，切成薄片备用；姜、葱切成末。锅置火上，放植物油烧至六成热时，下入香菇、冬笋炸一下捞出。原锅留少许底油，下葱、姜末爆香，加入黄酒、酱油、白糖、香菇、冬笋、油菜煸炒，再加入鸡精、大豆芽汤，用湿淀粉勾芡，淋入香油即成。

功效：降压降糖，宽肠通便，排毒养颜。

◈ 番茄马蹄

用料：马蹄罐头 500 克，番茄酱 25 克，白糖 30 克，面粉 50 克，湿淀粉 10 克，植物油 500 毫升，精盐、鸡精、酱油、黄酒、醋各适量。

制法：将面粉、湿淀粉、精盐、鸡精加水调成糊，把马蹄抹上糊备用。炒锅置火上，注油烧至六成热时，下入马蹄，炸成金黄色，捞出沥油。原锅留少许底油，烧热，倒入番茄酱煸炒几下，烹入黄酒，加入白糖、酱油、精盐、鸡精及醋，用湿淀粉勾芡，淋入热油适量，倒入炸好的马蹄炒匀即成。

功效：生津润燥，开胃消食，解毒通便。

◈ 干烧菜豆

用料：菜豆 500 克，冬笋 16 克，虾米 25 克，黄酒 10 毫升，植物油 500 毫升，鲜汤 150 毫升，鸡精、精盐、白糖各适量。

制法：将菜豆择好，洗净，切成段；虾米用水浸泡；冬笋洗净，切末备用。炒锅置火上，加入植物油，烧至六成热时，加入菜豆，炸至断生，倒入漏勺内沥油。锅内留少许底油，烧热，放入虾米略炒，再下入菜豆、冬笋煸炒片刻，加入黄酒、精盐、白糖、鲜汤烧沸，烧至入味，加鸡精调味即成。

功效：清热解毒，通利二便。

◈ 干烧荸笋

用料：莴笋 100 克，荸荠 100 克，植物油 50 毫升，白糖 10 克，酱油 10 克，黄酒、鸡精、精盐各适量。

制法：将莴笋洗净切块；荸荠洗净切片。炒锅置火上，注油烧热，文火煸炒笋块，然后放入荸荠煸炒，煸透时加入精

便秘症的治疗与调养

盐、白糖、鸡精、酱油、黄酒,武火烧至入味即成。

功效:清热解毒,润肠通便,生津化痰。

◈ 三仁灌肺

用料:猪肺 200 克,核桃仁、松子仁各 100 克,杏仁 25 克,鸡蛋 4 个,湿淀粉 100 克,芝麻酱 100 克,鲜汤 250 毫升,黄酒、精盐、生姜汁、胡椒粉、鸡精各适量。

制法:核桃仁、松子仁、杏仁均擀成粉末;鸡蛋取蛋清;猪肺洗净。把三种果仁擀成的粉末与精盐、鸡精、胡椒粉、黄酒、芝麻酱、生姜汁、鸡蛋清、湿淀粉、鲜汤搅成稀糊,灌入猪肺内,上笼蒸熟即成。

功效:温阳,润肠通便。

◈ 海米萝卜丝

用料:白萝卜 100 克,海米 10 克,熟猪油 15 克,精盐、鲜汤、黄酒、鸡精、大葱各适量。

制法:萝卜洗净,切丝。锅置火上,下入熟猪油,用大葱炝锅,加入适量黄酒和汤,放入萝卜丝和海米,待萝卜丝熟后,加鸡精、精盐调味即成。

功效:宽中下气,导滞润肠排毒。

◈ 珍珠海参

用料:海参(水浸)150 克,虾仁 50 克,肥膘肉 50 克,金华火腿 50 克,火鸡胸脯肉 50 克,青豆 25 克,口蘑 25 克,猪里脊肉 50 克,盐、黄酒、酱油各适量。

制法:将海参切成丁;肥膘肉、火腿、鸡胸脯肉煮熟后均切成丁;虾仁、青豆用水氽过;里脊肉剁成肉末备用。将清汤倒入锅内,加热于将沸时,投入肉末,稍煮片刻即捞出,加入适量精盐、料酒和酱油。汤煮沸时撇去浮沫,投入海参、虾仁、鸡胸脯肉、肥膘肉、火腿、青豆、口蘑,煮沸即成。

功效:滋阴补肾,润肠通便。

◆ 红梅萝卜团

用料:香菇、冬笋各 50 克,大萝卜 100 克,鸡蛋 1 个,植物油、番茄酱、香油、精盐、鸡精、淀粉、面粉各适量。

制法:萝卜洗净切成细丝,下沸水中焯透,置凉水中浸泡,捞出挤干水分;鸡蛋磕入碗中,加淀粉、面粉拌匀备用。香菇、冬笋洗净切成末,与萝卜丝一起,加精盐、鸡精、香油调拌均匀,做成萝卜球。炒锅放油烧热,把萝卜球蘸鸡蛋糊,炸熟捞出。锅中油倒出,加入水烧沸放入萝卜团,再沸后调味,加番茄酱煮片刻即成。

功效:养益脾胃,清热化痰,解毒止咳,润肠通便。

◆ 玉米马铃薯球

用料:马铃薯 400 克,糯米粉 150 克,苹果脯 80 克,山楂脯、杏脯各 50 克,梅脯、葡萄干各 30 克,玉米(鲜)200 克,白砂糖 100 克。

制法:将马铃薯去皮切片压烂,放在案板上加入糯米粉、白糖、葡萄干及多种果脯糅合成马铃薯面团。将马铃薯面团放入装满玉米粒的盆内,使球身滚满玉米粒,上屉蒸熟即成。

功效:调中开胃,润肠通便。

◈ **黄花菜炒肉丝**

用料：猪肉 200 克，黄花菜 50 克，鸡蛋两个，猪油 150 毫升，淀粉、精盐、胡椒粉、鸡精、鲜汤各适量。

制法：鸡蛋打散取蛋清备用。将猪肉切丝，加适量精盐、鸡精、蛋清、淀粉拌匀。黄花菜用温水泡发，洗净，入笼，蒸熟晾凉，切成段。另用鲜汤加胡椒粉、鸡精、精盐兑成汁。锅置火上，加入猪油烧到六成热时，下肉丝，用筷子搅散，再下黄花菜炒匀，再加入调料汁炒匀即成。

功效：清热利尿，润肠排毒，养血安神。

◈ **鸭肉冬粉**

用料：粉丝 100 克，鸭肉 400 克，板栗 50 克，枸杞子 30 克，芹菜 50 克，料酒、盐、香油、鸡精、姜丝各适量。

制法：将鸭肉剁成块状，用滚水稍焯。板栗、枸杞子、粉丝洗净；芹菜洗净切末备用。将鸭肉放入锅中，加入姜丝、料酒、板栗，加水炖煮 50 分钟，再放枸杞子、盐、鸡精，最后放入粉丝，煮至粉丝变软即熄火，食用时淋入香油，撒入芹菜末即成。

功效：滋阴解热，润肠通便。

◈ **笋脯花生**

用料：花生仁 500 克，笋干 150 克，酱油、白砂糖、盐、八角、桂皮、鸡精、香油、植物油各适量。

制法：将笋干用温水泡几天，涨足发透，捞出切成小丁备用。锅内倒入植物油烧热，将花生仁入锅，炸至酥脆，无生腥味，捞出沥油。锅留余油烧热，下笋干煸炒，然后加入花生仁，再放酱油、白糖、盐、八角、桂皮及适量清水,烧沸后改用文火慢煮,待原料上色入味后,转用武火收浓卤汁,调鸡精,淋香油拌匀即成。

功效:滋补调气,润肠通便。

◈ 罗汉素什锦

用料:素火腿、蘑菇(鲜蘑)、香菇(鲜)、冬笋、栗子、白果(鲜)各50克,素鸡、番茄、油菜、莲子各25克,盐、鸡精、淀粉、黄酒、香油、植物油各适量。

制法:蘑菇、香菇、油菜用沸水略焯;冬笋切块;素鸡切段;番茄去皮、子,切成柳叶片;莲子、白果、栗子入锅蒸熟;素火腿切薄片备用。炒锅放植物油烧热,把蘑菇、香菇、笋肉入锅煸炒一下,放入素鸡、莲子、白果、栗肉、番茄,烹入黄酒,加精盐和沸水煮,用武火把汤汁收浓到一半时,加入鸡精,用湿淀粉勾芡,淋入香油,加上素火腿和焯熟的油菜即成。

功效:益脾理气,润肠通便。

◈ 豆沙芋泥

用料:芋头750克,红豆沙200克,芝麻15克,冰糖、色拉油各适量。

制法:先将芋头去皮洗净,切片,放入耐热塑料袋中,加入清水,以大火蒸12分钟,取出趁热压成泥,并去除硬块;冰糖煮化;白芝麻倒入锅内,以武火炒5分钟,晾凉,压碎备用。将冰糖浆及适量色拉油倒入芋泥中拌匀。取一个中碗,抹上15毫升色拉油,先将一半芋泥放入,铺上豆沙,再覆上另一半芋泥,上笼蒸2分钟后,倒扣于圆盘上,撒上芝麻即可食用。

功效：益脾调气,润肠通便。

◈ 枣泥薯梨

用料：红薯 600 克,蜜枣 300 克,面粉 180 克,鸡蛋两个,茭白 60 克,面包屑 180 克,猪油(炼制)60 克,白砂糖、花生油、玫瑰糖各适量。

制法：

① 将蜜枣上笼蒸软,去核,剁成泥;茭白洗净,切成丝;鸡蛋打散成蛋液备用。玫瑰糖先用猪油调散,再与白糖、枣泥揉匀,搓成大小均匀的剂子,再搓成圆球形,即成馅心。将红薯洗净,入笼蒸熟,取出去皮,用刀剁成泥,加入面粉搓匀,分成大小均匀的皮坯。

② 将皮坯用手掌按扁,包上馅心,捏成梨形,再将一根茭白插入顶部,作为梨把,放入蛋液中裹上一层蛋液,再裹上面包屑,即为薯梨坯。

③ 锅内倒入花生油,用武火烧至七成热时,放入薯梨坯,炸 3 分钟,呈金黄色即成。

功效：健脾益气,润肠通便。

◈ 炒慈姑

用料：慈姑 300 克,白糖、精盐、香油、酱油各适量。

制法：将慈姑洗净,去皮,入砂锅中用木炭火煮,熟时捞起,用冷沸水过一下。锅烧热,下香油,烧至五成热时,倒入慈姑煸炒,加白糖、精盐、酱油,翻炒均匀即可。

功效：散热解毒,通便消结。

◈ **炒黑白菜**

用料：水发木耳 100 克，大白菜 250 克，花椒粉、葱花、鸡精、精盐、酱油、水淀粉、植物油各适量。

制法：先将木耳泡发，择洗干净；选白菜的中帮或菜心，片成小片备用。炒锅置火上，注油烧热，下花椒粉、葱花爆香，先下入白菜片煸炒，再放入木耳，最后加入酱油、精盐、鸡精，翻炒均匀后，用水淀粉勾芡即可食用。

功效：清热解毒，降压通便。

◈ **炒茄子**

用料：茄子 250 克，植物油、精盐各适量。

制法：将茄子洗净，切成小块。锅置火上，注油烧至七成热时，倒入茄子不断煸炒至熟，加精盐调味即成。

功效：清热解毒，润肠通便。

◈ **炒丝瓜**

用料：丝瓜 250 克，植物油、精盐各适量。

制法：将丝瓜去皮洗净切片备用。锅上火，放植物油适量，烧至六成热，倒入丝瓜煸炒，待丝瓜熟时，加精盐调味即成。

功效：清热解毒，润肠通便，化痰止咳。

◈ **芦荟炒肉丝**

用料：芦荟 350 克，猪里脊肉 50 克，盐、水淀粉、豆瓣酱、白砂糖、葱、姜、蒜、酱油、花生油、鸡精各适量。

制法：芦荟洗净去皮，切成丝；猪里脊肉切成丝，加入水淀粉、酱油拌匀。锅置火上,注油烧热,加入葱丝、姜丝、蒜末、猪肉丝、豆瓣酱、芦荟丝翻炒,将熟时加入白糖、精盐、鸡精调味,再加少许水淀粉勾芡即可。

功效:健脾补虚,润肠通便。

◈ **松子爆鸡丁**

用料:鸡胸脯肉 250 克,松子仁、核桃仁各 20 克,淀粉 5 克,蛋清 30 克,姜、葱、蒜、盐、酱油、料酒、胡椒粉、白砂糖各适量。

制法:鸡胸脯肉切丁,用盐、料酒、酱油、胡椒粉、蛋清、淀粉调匀;葱、姜、蒜均匀切成细末。另用盐、酱油、胡椒粉、白糖、淀粉和清水兑调料汁备用。锅内放油烧热,放入核桃仁和松子仁,炒熟捞出。锅内留少许底油,放入葱、姜、蒜炒香,加鸡肉,倒入调料汁翻炒,最后加核桃仁和松子仁,炒匀即成。

功效:温中益气,润肠通便。

◈ **炸香蕉排**

用料:香蕉 300 克,小麦面粉 75 克,面包屑 150 克,白砂糖 30 克,大豆油 100 毫升。

制法:香蕉去皮,每个片成 3 片,蘸匀干面粉。余下的面粉加水、白糖搅成糊状。将香蕉片裹上一层面糊,再蘸匀面包渣按实。锅内加油烧至五成热时,下入香蕉片炸透即成。

功效:清热解毒,润肠通便。

◈ **炸甜荸荠丸子**

用料:肥膘肉 250 克,荸荠 250 克,锅巴 (小米)150 克,橘饼 20 克,蜜枣 20 克,青红丝 5 克,猪油(板油)35 克,鸡蛋清 30 克,白砂糖 140 克,糖桂花 5 克,猪油(炼制)190 克。

制法:

① 猪板油撕去皮膜,切成丁;橘饼、蜜枣剁碎,放入碗内,加入白糖、青红丝、糖桂花、一半猪油、板油丁,调拌均匀,制成馅心,再分成 20 份,搓成圆球备用。

② 荸荠用水洗净,削皮后再洗一次,用刀拍碎,剁成末;肥膘肉用水洗净剁碎;锅巴用擀面杖擀碎,与荸荠末、肥膘肉末一同放入碗内,加入鸡蛋清拌匀,分成 20 份,各包上馅心,搓成圆球(即成荸荠丸子生坯)。

③ 炒锅置中火上,放入另一半猪油,烧至五成热时,放入荸荠丸子生坯,炸至丸子皮发硬,呈乳白色时即成。

功效:清热消食,润肠通便。

◈ 酱花生米

用料:花生仁 2500 克,酱油 1000 毫升,甜面酱 500 克。

制法:将花生仁放入有细沙的锅内用文火翻炒。把甜面酱和酱油调和均匀,放入缸内,再把炒好的花生仁倒入搅匀,酱浸 3 天即成。

功效:滋补调气,润肠通便。

◈ 酱青辣椒

用料:青辣椒 250 克,胡萝卜 200 克,白砂糖、大葱、椒盐、大蒜、酱油、大豆油、鸡精各适量。

制法:将青辣椒去蒂洗净,葱切成段。锅内倒入豆油,烧至八分热时,放进青辣椒搅拌几次,倒进酱油开始熬。辣椒熟透后放入葱段、白糖、芝麻盐,熬到汤水成黏液状,放入鸡精即成。

功效:消食下气,润肠通便。

◈ **酱芹菜**

用料:芹菜 5000 克,酱油 500 毫升。

制法:将芹菜择洗干净,切成段,用沸水焯一下,控干水后投入酱油中浸泡,两个小时后即成。

功效:清热健脾,利水消肿,润肠通便。

◈ **酱黄瓜片**

用料:黄瓜 5000 克,盐 500 克,酱油 500 毫升。

制法:将黄瓜洗净,切成薄片,入缸中加一半盐拌和压实。腌 12 小时,取出沥干。倒去缸内盐水,将缸洗净后倒进腌瓜片,加入剩余的盐和酱油,翻拌均匀,压实,封好坛口。腌 5~7 天即成。

功效:清热利水,润肠通便。

◈ **酱南瓜**

用料:南瓜 5000 克,粗盐 800 克,甜面酱适量。

制法:先将南瓜洗净,纵切成两半,掏去瓜瓤,与粗盐粒逐层放入缸内,每天翻动两次,5 天后在顶部压上干净的石块,再腌 10 天取出,切成块状,放清水中浸泡撒盐,12 小时内换 3 次水,捞出晾干后分装入袋,并放入甜面酱。每天翻动

1 次,每隔 4 天取出摊开放风一次,10 天后即可食用。

功效:补中益气,润肠通便。气滞湿阻患者忌食。

◈ **大豆辣酱**

用料:大豆 5000 克,辣椒干 500 克,生姜 600 克,鸡精、盐、芡粉、油适量。

制法:将大豆洗净炒熟,去皮,磨成粉;辣椒干磨成粉;生姜洗净切成末。将大豆粉加水搅拌烧沸,加入油、盐、姜末、辣椒粉、鸡精、芡粉搅拌均匀即成。

功效:益气养血,润肠通便。

◈ **火龙果酱**

用料:火龙果 300 克,西番莲 300 克,甜叶菊两克,麦芽糖 300 克。

制法:西番莲洗净沥干水分,切开,取 300 克果肉汁;火龙果果肉切成细丁备用。锅中加水煮沸,加入甜叶菊续煮 10 分钟,至水剩一半量,捞出甜叶菊,加入麦芽糖煮至溶化,再加入西番莲果肉汁、火龙果丁,用文火续煮至汁液变浓稠即成。

功效:清热解毒,润肠通便。

◈ **泻火鸭蛋**

用料:鸭蛋 160 克,熟石膏粉(食用)50 克,冰糖适量。

制法:将生石膏研为细末,加水煎 45 分钟,去渣取汁(也可连渣用),打入鲜鸭蛋,煮熟,酌加冰糖调味即成。

功效:清热通便。

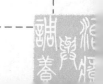

◈ 蜜饯核桃仁

用料：核桃仁 500 克,蜂蜜 500 克。

制法：将核桃仁炒熟捣烂,倒入蜂蜜与核桃仁拌匀即成。

功效：养血益气,润肠通便。

◈ 夹沙香蕉

用料：香蕉 500 克,豆沙 100 克,植物油 1000 克,干淀粉 50 克,白糖 25 克,干面粉、鸡蛋清各适量。

制法：

① 先将香蕉剥去皮,顺长一剖两半。将每部分平面朝下压扁,取其中一半,上面放上豆沙,再在豆沙上覆上另一半,并切成若干块放在干面粉中,四面滚上面粉,轻轻拍牢。鸡蛋清放入干淀粉拌匀备用。

② 炒锅置火上,放油烧至七成热时,将夹沙香蕉块入蛋清液中挂糊,放入油锅中炸至结脆壳状捞出,撒上白糖即可食用。

功效：养胃生津,滋阴润肠,清热解毒。

◈ 绿沙香蕉球

用料：香蕉 500 克,小麦面粉 150 克,绿豆沙 300 克,鸡蛋 150 克,泡打粉 10 克,白糖 150 克。

制法：将鸡蛋打成浆与面粉、白糖、泡打粉、清水和匀成脆浆。香蕉去皮,切节,去心,心内装入绿豆沙馅,放入脆浆内滚粘,放入油锅内炸至淡黄色即成。

功效：清热解毒,润肠通便。

◈ **炸薯蛋**

用料：红薯 500 克，芝麻 15 克，玫瑰花 50 克，糯米粉 100 克，西瓜 100 克，白砂糖 100 克，菜籽油 150 毫升，淀粉 30 克，蜂蜜 100 克。

制法：

① 先将西瓜去皮切成条状。红薯洗净去皮，切片上笼蒸软，压成泥，加入糯米粉、西瓜条、玫瑰花、蜂蜜揉匀，做成蛋状，裹上一层淀粉后备用。

② 锅置火上，注入菜子油烧至六成热时，加入红薯蛋炸定型捞出，待油温升至七成热时，入锅复炸至呈金黄色，撒上芝麻、白糖即可食用。

功效：健脾益气，润肠通便。

◈ **松子核桃膏**

用料：核桃 30 克，松子仁 30 克，蜂蜜 250 克。

制法：将松子仁、核桃仁用水浸泡去皮，研成末，放入蜂蜜和匀即成。

功效：养血益气，润肠通便。

◈ **卤肠头**

用料：猪大肠 1000 克，白矾 25 克，香油、卤汁各适量。

制法：

① 将猪大肠头切段，肠头翻开，剔去油脂，用刀将肠内刮洗干净，白矾将肠头揉擦，冲洗干净后放入沸水锅内，中火煮约 30 分钟，取出沥干。

② 锅内加卤汁，放入猪肠头，烧沸后改用文火浸卤 30 分

钟左右,至肠头八成烂时,加入香油煮至烂熟即成。

③食用时,将肠头切片,淋上少许卤汁。

功效:利肠通便。

◈ 卤茴香豆

用料:蚕豆500克,八角、盐、桂皮各适量。

制法:将蚕豆入锅,加水煮15~20分钟,加入八角、桂皮、精盐,边煮边搅拌,待锅内的水即将煮干即成。

功效:健脾益气,润肠通便。

各种汤羹谱

◈ 赤小豆鲤鱼汤

用料:赤小豆500克,活鲤鱼一尾,精盐、料酒、鸡精各适量。

制法:赤小豆洗净,鲤鱼洗净去肚杂。锅置火上,加适量清水、料酒、赤小豆、鲤鱼炖至赤小豆烂熟,加精盐、鸡精调味即可。

功效:利水通便,解毒消肿。

◈ 赤小豆山药汤

用料:赤小豆、山药各50克,白糖、精盐、鸡精各适量。

制法:赤小豆洗净,山药去皮洗净切块。将赤小豆放入锅内,用武火煮沸,放入山药块,文火慢煮至赤小豆和山药烂熟,加白糖、精盐、鸡精调味即成。

功效：清热解毒,健脾利肠。

◈ 海米紫菜鸡蛋汤

用料：海米 15 克,紫菜 25 克,鸡蛋两个,香油、精盐、鸡精、葱花各适量。

制法：将海米、紫菜分别用凉水泡发,去杂洗净;鸡蛋磕入碗内,用筷子搅匀。锅内加水烧沸,放入海米、紫菜稍煮片刻,加入精盐、鸡精、葱花调好味,倒入鸡蛋液,淋入香油即成。

功效：清热利尿,润肠通便。

◈ 鳕鱼花生猪骨汤

用料：猪排骨 500 克,花生仁 100 克,鳕鱼 150 克,色拉油、淀粉、葱、姜、盐、黄酒、香菜、胡椒粉各适量。

制法：葱、香菜切成末;锅内加油烧热,将鳕鱼肉切成厚片,蘸些淀粉放入锅中两面煎黄,盛出备用。将锅洗净放入猪骨、葱结(葱打结)、姜、盐、黄酒,加水用武火煮沸,改用文火炖至汤浓。滤出清汤后,加入花生仁,文火煮至软熟。把煎好的鱼片放入汤中略煮,撒上葱花、香菜末即成。

功效：滋补调气,润肠通便。

◈ 甘蔗胡萝卜猪骨汤

用料：猪脊骨 640 克,胡萝卜 640 克,甘蔗 320 克,陈皮 5 克,盐适量。

制法：甘蔗去皮、斩段、破开、洗净;胡萝卜去皮、洗净、切块;猪脊骨、陈皮均用水洗净备用。将甘蔗、胡萝卜、陈皮、猪脊骨放入煲滚的水中,继续用中火煲 3 小时,加盐调味即成。

功效:消食下气,润肠通便。

◈ 百合冬瓜鸡子汤

用料:鲜百合 30 克,冬瓜肉 120 克,鸡蛋 1 个,姜丝、葱末各适量。

制法:先将百合去杂洗净,撕成小片;冬瓜肉洗净,切片;鸡蛋打入碗内,搅拌均匀备用。锅内加水适量,放入百合、冬瓜片、姜丝、葱末,武火烧沸后,改用文火煮 10 分钟,兑入鸡蛋汁,调入精盐、鸡精、香油即可食用。

功效:清热解毒,利尿消肿,润肠通便。适宜大肠积热型便秘症患者食用。

◈ 芥菜橄榄滚鱼头

用料:芥菜 480 克,鲢鱼头 400 克,橄榄 50 克,姜、盐各适量。

制法:先将芥菜用水洗净;鲢鱼头去鳃及内脏,洗去血污切块;橄榄、生姜用水洗净,生姜去皮切片,橄榄拍烂备用。煲内加水,猛火煲滚,放入生姜、芥菜、橄榄煲至芥菜熟时,放入鱼头煲至熟透,加盐调味即可食用。

功效:温中利气,开胃生津。内热及腹胀患者忌食。

◈ 丝瓜麻油汤

用料:丝瓜 300 克,麻油、姜、大葱、盐、鸡精、鸡油各适量。

制法:丝瓜去皮后洗净,切成薄片;姜切片,葱切段。将丝瓜片、姜片与葱段一同放入炖锅内,加水用武火煮熟,将熟时,再加入盐、鸡精、鸡油及麻油略煮即成。

功效:清热解毒,润肠通便。

◈ 莼菜汤

用料:莼菜 250 克,香菇 20 克,榨菜 15 克,冬笋 25 克,麻油、精盐、鲜汤各适量。

制法:将莼菜洗净切段;冬笋、香菇、榨菜分别切丝备用。锅中放入鲜汤,烧沸加入冬笋丝、香菇丝、榨菜丝,同煮至沸,再加入莼菜,汤沸后加盐,淋上麻油即成。

功效:止呕利肠,消炎解毒。

◈ 大枣发菜汤

用料:发菜(干)20 克,枣(干)10 克。

制法:将发菜放入凉水中浸泡 2 小时,择洗干净,与大枣一起放入水中煮 15 分钟,再焖 20 分钟即成。

功效:补血益气,润肠通便。

◈ 海蜇荸荠猪腿汤

用料:海蜇皮 160 克,荸荠 200 克,猪腿肉 160 克,姜、盐各适量。

制法:海蜇皮用水浸透,洗净切块;荸荠去皮,用水洗净切片;猪腿肉、生姜分别用水洗净,生姜去皮,切片备用。锅内加水,猛火煲至水滚,放入荸荠、猪腿肉、生姜,用中火煲约两小时后改用文火,加入海蜇皮,继续煲约 45 分钟,加盐调味即成。

功效:清热生津,利尿通便。

便秘症的治疗与调养

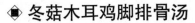

便秘症的治疗与调养

◈ 冬菇木耳鸡脚排骨汤

用料：冬菇（干）40克，木耳（干）40克，鸡脚250克，猪小排480克，姜、盐、酱油、花生油各适量。

制法：先将冬菇用水浸软，剪去冬菇脚洗净；木耳浸发洗净，撕成小朵。锅内加水烧沸，放入木耳煮5分钟，捞起用清水冲洗，沥干；鸡脚加盐搓擦片刻，放入沸水中煮5分钟，捞起洗净；排骨入开水中煮5分钟，捞起洗净；姜去皮，洗净备用。煲内放水烧沸，放入木耳、姜、鸡脚、酱油、花生油、排骨煲开，慢火煲3小时后放入冬菇再续煮20分钟，最后加入盐调味即可食用。

功效：益气补虚，润肠通便。

◈ 白菜冬菇素火腿汤

用料：大白菜400克，冬菇（干）40克，素火腿100克，红萝卜50克，姜、香菜、盐、白糖、酱油、香油、胡椒粉各适量。

制法：将香菜洗净切段；红萝卜去皮，洗净切丝；冬菇用水浸1小时，去脚切丝；姜去皮，洗净切丝；大白菜洗净，切丝并沥干水分；素火腿切丝。锅置火上，注油烧热，下入姜丝爆香，加白菜丝、冬菇丝略炒，加入红萝卜丝炒至软，再放入素火腿丝略炒，加盐、白糖、酱油、香油、胡椒粉调味，最后加香菜略炒即成。

功效：清热解毒，通利二便。

◈ 绿豆海带汤

用料：绿豆100克，海带50克，红糖适量，盐、鸡精各适量。

制法：绿豆洗净，海带洗净切丝，放入锅中加水，用文火煮30分钟，待其烂熟，加入红糖适量即成。

功效：清热解毒，降压利肠。

◈ **猪血菠菜汤**

用料：猪血500克，新鲜菠菜500克，盐、鸡精各适量。

制法：将猪血切成块状，菠菜洗净切断，一同放入锅中，加清水适量，煮至猪血熟，加盐、鸡精调味即成。

功效：清热、润燥、止血，润肠通便。

◈ **菠菜粉丝汤**

用料：粉丝50克，五花肉10克，菠菜25克，花生油、香油、酱油、淀粉、大葱、姜汁、清汤各适量。

制法：将粉丝用开水泡软，菠菜切段，大葱切成末，五花肉切成丝。锅中放油烧热，下葱末、清汤、粉丝、肉丝、菠菜、盐、酱油、姜汁，待汤沸后，用湿淀粉勾芡，淋上香油即成。

功效：清热解毒，润肠通便。

◈ **绿豆南瓜汤**

用料：南瓜、绿豆各500克，精盐适量。

制法：绿豆洗净加盐腌片刻，用水冲洗后备用。南瓜去皮，去瓤，切成块。锅内加水烧沸后，下绿豆煮3~5分钟，下南瓜块，再用文火煮20分钟后，加入精盐调味即成。

功效：清热解毒，益胃利肠，消暑生津。

便秘症的治疗与调养

◈ **冬瓜麻油汤**

用料：冬瓜 300 克，麻油、大葱、姜、盐、鸡精、鸡油各适量。

制法：将冬瓜去皮、瓤，洗净，切成块；姜切丝，葱切段。将冬瓜块、姜丝、葱段一同放入炖锅内，加水用武火煮沸后，改用文火炖 30 分钟，再加入盐、鸡精、麻油、鸡油略煮即成。

功效：清热利尿，润肠通便。

◈ **蜂蜜香油汤**

用料：蜂蜜 50 克，香油 25 毫升。

制法：将蜂蜜放入碗内，用竹筷子不停地搅拌，至蜂蜜泡浓密时，将麻油倒入，搅拌均匀。再加入温开水搅匀，至水、香油、蜂蜜成混合液体状即成。

功效：润肠通便。

◈ **鲫鱼春笋汤**

用料：鲫鱼 1 条，春笋 200 克，蘑菇、姜片、盐、胡椒粉、葱花、黄酒各适量。

制法：将鲫鱼去鳞、肚杂，洗净，在鱼身上抹上盐和黄酒腌 20 分钟；春笋、蘑菇均用清水洗净，春笋切片。锅置火上，注油烧热，放入姜片爆香，加鲫鱼略煎一下（这样汤容易变白），加适量清水，放入春笋和蘑菇，武火烧沸后转文火煮 30 分钟，起锅后放盐、胡椒粉、葱花调味即可。

功效：清热化痰，益气和胃，治消渴，利膈爽胃。

◈ **百叶香菇汤**

用料：百叶 100 克，水发香菇 50 克，冬笋 50 克，精盐、鸡精、葱花、生姜末、素鲜汤、香油、植物油各适量。

制法：百叶上笼蒸软，切成菱形片；香菇洗净切成丝；冬笋洗净切片备用。炒锅置火上，注油烧热，放入葱、姜末煸香，加入素鲜汤、鸡精、精盐、香菇丝、冬笋片、百叶，烧沸后淋入香油即成。

功效：清热化痰，和中润肠，益胃强体。

◈ 荸荠蕹菜汤

用料：鲜蕹菜 200 克，荸荠 10 个，盐适量。

制法：荸荠洗净去皮，蕹菜洗净切碎。锅置火上，加适量清水，放入荸荠、蕹菜、盐煮至熟即成。

功效：清热化痰，和中润肠，益胃强体。

◈ 鲜陈白菜汤

用料：白菜干 200 克，白菜 500 克，蜜枣 50 克，盐适量。

制法：白菜干用温水浸透，洗净切段；鲜白菜去头和根，把菜叶剥开洗净，切段备用。煲内加水煮沸，将白菜干、白菜、蜜枣下入烧沸，慢火煲 1 小时左右，加盐调味即成。

功效：调和肠胃，通利二便。

◈ 猪腱瘦鸽汤

用料：鸽肉 300 克，猪腱肉 240 克，椰子肉 200 克，银耳(干)20 克，枸杞子 10 克，姜、盐各适量。

制法：将鸽肉洗净；银耳浸发，洗净，放入开水中煮 5 分钟，沥干；椰子肉、枸杞子洗净备用。锅中加水烧开，放入鸽肉、猪腱肉煮 5 分钟，取出洗净。煲内加水煮沸，下鸽肉、猪腱肉、椰子肉、银耳、枸杞子、姜煲开,改用文火再煲 3 小时,加盐调味即成。

功效:滋阴补血,润肠通便。

◈ **生菜鲮鱼汤**

用料:鲮鱼 200 克,生菜 400 克,香菜、盐、花生油、胡椒粉、酱油各适量。

制法:生菜洗净;鱼肉洗净剁碎,加入盐调味后拌成鱼胶,并加入香菜在鱼胶内拌匀备用。锅内加水烧热,放入花生油,用筷子将鱼胶夹成小长条,连同生菜一起滚熟盛出。用酱油和胡椒粉调汁,蘸汁食用。

功效:清热养胃,润肠通便。

◈ **西芹洋葱大豆番茄汤**

用料:大豆、西芹各 160 克,洋葱、番茄各 150 克,青椒100 克,姜、盐、白砂糖、胡椒粉、鸡精各适量。

制法:将洋葱撕去外皮,洗净切片;番茄放入沸水煮 5 分钟,捞出去皮,切块;青椒洗净,去核切碎;西芹切碎;大豆洗净浸泡 1 小时,沥干。煲内加水,放入大豆、姜片用慢火煲至熟透,将豆捞起,汤留用。锅内放油爆香洋葱,下番茄煸炒片刻,加入西芹、青椒略炒铲起,放入煲内,并加入用来煮豆的原汤。煮至再开时加大豆、盐、白砂糖、胡椒粉、鸡精煮至熟透即成。

功效:健脾下气,利肠润燥。

◈ **虾仁菠菜汤**

用料:小麦面粉100克,虾仁25克,鸡肉25克,菠菜25克,鸡蛋1个,香油、盐、苏打粉各适量。

制法:面粉加盐、苏打粉、水和成面团,饧两小时,擀成片,切成一厘米见方的小片;虾仁用沸水略焯;菠菜洗净切成段略焯;鸡肉切丝;鸡蛋打散成蛋液备用。锅内加清水烧沸,下入虾仁、鸡丝、盐,将面片放在左手掌心下部,用右手反指压住小片向前一推,再往回一搓,使小片成猫耳形下入汤锅,待汤再开,放入菠菜,淋上打散的鸡蛋液和香油即成。

功效:温中益气,润肠通便。

◈ **萝卜鲍鱼汤**

用料:鲍鱼干50克,萝卜100克,盐、姜、鸡精、料酒、猪油(炼制)、鸡油、高汤各适量。

制法:将萝卜洗净切条;姜切成片;干鲍鱼洗净,用热水浸泡。锅内加水,下入鲍鱼,上笼蒸1小时取出备用。锅内加猪油烧热,加入姜片煸香,烹入料酒,注入高汤,加入盐、鸡精、鲍鱼煮片刻,再加萝卜条,煮至入味,淋入鸡油即成。

功效:滋阴健胃,消食通便。

◈ **洋参花果黑鱼汤**

用料:黑鱼400克,西洋参40克,无花果100克,姜片、盐、花生油各适量。

制法:西洋参、无花果洗净切片;黑鱼去鳞、鳃,洗净备用。锅中加花生油烧热,用姜片爆锅,将鱼放入锅内煎至微黄色。煲内加水,放入西洋参片、无花果片、黑鱼,先用武火煲沸,再改中火煲 2 小时,以盐调味即成。

功效:补气养阴,清热生津,补脾益胃,润肠通便。

◈ 菜泥奶油汤

用料:菠菜 75 克,奶油 20 克。

制法:菠菜洗净,开水略焯,捞出冲凉剁成细泥。奶油加水烧沸,放入菠菜泥搅拌均匀即成。

功效:补血消食,利肠通便。脾胃虚弱者忌食。

◈ 田鸡蜜瓜汤

用料:白兰瓜 200 克,田鸡 640 克,猪瘦肉 120 克,甜杏仁 20 克,苦杏仁 15 克,盐适量。

制法:甜杏仁、苦杏仁用水洗净,去衣;白兰瓜去皮、去核,洗净切块;田鸡洗净,去头、去爪尖、去皮、去内脏,切块;瘦肉用水洗净备用。煲内加水烧至沸时,放入甜杏仁、苦杏仁、田鸡和瘦肉。煲至水再沸,改用中火煲 1 小时,放入蜜瓜,再煲半小时,以盐调味即成。

功效:益脾补虚,润肠通便。

◈ 花生腐竹汤

用料:花生仁 120 克,腐竹 120 克,冬菇(干)40 克,姜、盐适量。

制法:花生仁用水浸泡 40 分钟,捞出放入锅内,加水煮 1 小时至软透,捞出沥干。冬菇用水泡软,沥干去梗。锅内放油,下入腐竹油炸后,捞出用水浸泡切段。将花生仁、腐竹放入煲中,加适量清水,武火煲开后,改文火煲 5 分钟,下入冬菇再焖 10 分钟即成。

功效：益气补虚,利肠通便。脾胃虚寒者忌食。

◈ 肠耳海参汤

用料:黑木耳 20 克,猪大肠 300 克,海参 30 克,调料适量。

制法：将猪大肠洗净切段;海参用水发好切条状;木耳温水发好,洗净备用。将木耳、海参、猪大肠放入锅加水和调料,文火炖煮 30 分钟即成。

功效：滋阴清热,润肠通便。

◈ 罗汉白果羹

用料:罗汉果 1 个,白果 50 克,淀粉适量。

制法：将白果敲破外壳,剥出果仁。将白果仁投入沸水中煮 5 分钟,捞出用冷水过一下,剥掉果仁外衣,用牙签挑出白果心,另换水,用文火煮约 15 分钟至白果酥松捞出备用。将罗汉果敲开,加入适量开水,浸约 30 分钟,将其果肉汁倒入锅内烧沸,加入煮好的白果,用湿淀粉勾芡即成。

功效：润燥止咳,润肠通便。

◈ 猕猴桃水果羹

用料:猕猴桃 200 克,香蕉 2 个,苹果 1 个,白糖、湿淀粉各适量。

制法：将 3 种水果分别洗净,切成小丁加水煮沸,再加白糖,用湿淀粉勾稀芡即成。

功效：清热解毒,生津利肠。

◈ **荠菜豆腐羹**

用料：荠菜 100 克，嫩豆腐 200 克，胡萝卜、水发香菇、竹笋各 25 克，水面筋 50 克，葱丝、姜末各 10 克，精盐、鸡精、麻油、湿淀粉、鲜汤各适量。

制法：将胡萝卜用水焯一下，与嫩豆腐、水发香菇、竹笋及面筋切成小丁；荠菜洗净去杂，切碎备用。炒锅置火上，注油烧至七成热时，放葱丝、姜末爆香，加入鲜汤、精盐，投入备用料，文火煮半小时，加鸡精，用湿淀粉勾芡，淋上麻油即成。

功效：清热解毒，降压利肠。

◈ **银耳羹**

用料：银耳（干）30 克，冰糖 200 克。

制法：银耳放入碗内用温水泡发，择洗干净揉碎备用。锅内加水，放入银耳用武火烧沸后改用文火熬 3～4 个小时。取另一锅加入冰糖和水，置火上溶化成汁，用双层纱布过滤后兑入银耳锅中，煨 20 分钟即成。

功效：养胃生津，益气和血。脾胃虚寒、腹泻者忌食。

◈ **红薯山药大枣羹**

用料：山药 150 克，红薯 200 克，大枣 15 枚，红糖 20 克。

制法：将红薯洗净，切片，浸入淡盐水中 30 分钟，捞出用水冲洗后切碎，研磨成红薯粉糊。山药洗净去皮，大枣用水浸泡后，一同入锅，加水煮至稠状，调入红薯粉糊，加红糖煨煮成羹即成。

功效：健脾补肺，益胃补肾，宽肠通便。

◈ **笋蓉豌豆羹**

　　用料：豌豆苗 100 克，冬笋 100 克，牛奶 50 毫升，鲜汤 300 克，精盐、鸡精、黄酒、胡椒粉、白糖、生姜汁、湿淀粉、香油各适量。

　　制法：将冬笋洗净入水焯一下，剁成蓉备用。豌豆苗洗净，放入沸水中略烫捞出，冷水过凉，剁成末，与冬笋混合，加入精盐、生姜汁、白糖、鸡精、胡椒粉拌匀。炒锅上武火，加入牛奶、鲜汤，烧沸后加入拌好的笋蓉和豌豆苗末，熟后用湿淀粉勾芡，淋上香油即成。

　　功效：和中益气，健脾利尿，润肠通便。

◈ **玉米酱番茄羹**

　　用料：番茄 500 克，玉米（鲜）500 克，奶油 30 毫升，盐、鸡精、淀粉、香菜各适量。

　　制法：番茄洗净，去皮切丁；香菜洗净切末备用；锅中加水烧沸，先下入玉米稍煮一下，再倒入番茄丁，续烧至沸后，改用文火，倒入奶油，调入盐、鸡精，用湿淀粉勾稀芡，撒上香菜即成。

　　功效：开胃健脾，利水通便。

◈ **茼蒿豆腐羹**

　　用料：豆腐 200 克，茼蒿 100 克，海米 100 克，鸡蛋 1 个，淀粉 15 克，精盐、白糖、香油、鲜汤各适量。

　　制法：先将豆腐洗净切块；海米泡发；鸡蛋取蛋清，加海米、淀粉拌匀；茼蒿洗净，用沸水烫熟切成蓉备用。锅置火上，注入鲜汤烧沸，依次下入豆腐、海米及茼蒿，煮沸后，加入精盐、白糖、香油,用淀粉勾芡即可食用。

功效:利肠解毒,清心养胃。

◈ 番茄豆腐羹

用料:豆腐、番茄各 200 克,毛豆米 50 克,精盐、鸡精、胡椒粉、湿淀粉、白糖、鲜汤各适量。

制法:豆腐切片,入沸水中稍焯;番茄洗净,沸水烫后去皮,剁成蓉,下油锅煸炒成酱汁;毛豆米洗净备用。油锅下鲜汤、毛豆米、精盐、白糖、鸡精、胡椒粉、豆腐,烧沸入味,湿淀粉勾芡,下番茄酱汁调匀即成。

功效:健胃补脾,益气和中,生津止渴,润肠排毒。

各种茶饮

◈ 香蜜茶

用料:蜂蜜 65 克,香油 35 毫升。

制法:将香油兑入蜂蜜中,加沸水冲调即成。

功效:润肠通便。

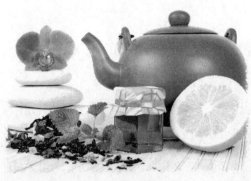

◈ 葱涎茶

用料:葱、茶叶各适量。

制法:将葱捣烂取汁,加入茶叶末调匀,沸水冲服。

功效：开胃散寒,润肠通便。

◈ 导气通便茶

用料：茶叶末 3 克,葱白 5 克。

制法：将茶叶末和葱白放入茶杯中,加沸水冲泡,稍闷即成。

功效：导气通便。

◈ 蜂蜜茶

用料：茶叶 3 克,蜂蜜两克。

制法：将茶叶放入茶杯中,加沸水冲泡,稍闷待凉后加入蜂蜜即成。

功效：补中润燥,润肠排毒。

◈ 橄榄生姜茶

用料：鲜橄榄 7 个,生姜片 5 片,红糖 15 克。

制法：鲜橄榄洗净并捣碎,与红糖、生姜置入锅中,加水适量文火煮 10 分钟,滤出汤汁即成。

功效：解毒消炎,润肠通便。

◈ 红糖茶

用料：红糖 5 克,茶叶 3 克。

制法：将茶叶放入茶杯中,加沸水冲泡,调入红糖稍闷即成。

功效：和胃通便。

◈ 柏仁蜜茶

用料：柏子仁 15 克，蜂蜜适量。

制法：将柏子仁打碎，煎煮取汁，调入蜂蜜搅匀即可。

功效：润肠通便，宁心益智。

◈ 核桃牛乳茶

用料：牛乳 200 毫升，生核桃仁 50 克，糯米、油炸核桃各 60 克，白糖适量。

制法：将糯米洗净，放水浸泡 1 小时，捞起沥干水分，与两种核桃仁放石磨中混合磨成浆，滤汁备用。牛乳加白糖煮沸，加入滤汁搅匀煮沸即成。

功效：健脾益气，补血润燥，润肠通便。咳黄稠痰、口干咽燥、舌苔黄厚者忌服。

◈ 核桃仁糖茶

用料：核桃仁、白糖各 30 克。

制法：将核桃仁捣碎，加入白糖，用沸水冲服。

功效：温补肺肾，润肠通便。糖尿病患者及痰火积热者忌服。

◈ 大豆皮茶

用料：大豆皮 120 克。

制法：将大豆皮放入砂锅中，加水煎取汁液即成。

功效：健脾宽中，润燥通便。

◈ 菊槐茶

　　用料：菊花、槐花、绿茶各 3 克。

　　制法：菊花、槐花洗净，与茶叶同放入杯中，用沸水沏泡片刻即成。

　　功效：清肝疏风，降火明目，止渴除烦，润肠排毒。

◈ 苦瓜茶

　　用料：苦瓜 1 个，绿茶适量。

　　制法：将苦瓜上端切开，挖去瓤，装入绿茶，挂于通风处阴干。将阴干的苦瓜洗净，连同绿茶切碎混匀，用沸水冲沏即成。

　　功效：清热解毒，润肠通便，利尿除烦。

◈菊花酒

　　用料：菊花 1500 克，白酒 2500 毫升，白糖 250 克。

　　制法：将菊花洗净晒干，浸入盛有白酒的坛内，加入白糖，密封 15 日左右即成。

　　功效：活血通络，润肠排毒。

◈李子干蜜酒

　　用料：李子干 400 克，蜂蜜 100 克，白酒 1800 毫升。

　　制法：将李子干及蜂蜜一同加入酒中，浸泡 2~3 个月，滤汁即成。

　　功效：润肠通便，排毒。

便秘症的治疗与调养

◈ **牛奶蜂蜜茶**

用料：牛奶 100 毫升,蜂蜜 100 克。

制法：将牛奶煮沸,转温后调入蜂蜜即成。

功效：清热解毒,润肠通便。

◈ **桃仁酒**

用料：米酒 1000 毫升,桃仁 60 克。

制法：将桃仁捣烂,用米酒浸泡 10 日即成。

功效：润肠通便。

◈ **嫩竹酒**

用料：嫩竹 120 克,白酒 1000 毫升。

制法：嫩竹切成片状或碎屑状,与白酒同置入容器中,密封 3 日即成。

功效：清热利肠。

◈ **槐花酒**

用料：白酒 750 毫升,槐花 100 克,白糖适量。

制法：取即将开放的槐花蕾,装入纱布中,与白酒同装入容器中,加入适量白糖,密封两个月即成。

功效：健胃消食,消除疲劳,润肠排毒。

◈ **草莓橘瓣饮**

用料：鲜橘子 100 克,鲜草莓 200 克,白糖 100 克。

制法：鲜草莓洗净,橘子剥皮并分成橘瓣。将草莓和橘瓣放入砂锅内,加白糖和水煮沸即成。

功效：生津和胃,润肠通便。

◈ **蜂蜜盐水饮**

用料：蜂蜜 30 克,精盐 1 克。

制法：将蜂蜜、精盐放入杯中,用温沸水冲泡,调匀即成。

功效：滋阴润肠,补中通便。肾炎患者及各种浮肿患者忌用。

◈ **橄榄萝卜饮**

用料：白萝卜 500 克,鲜橄榄 50 克。

制法：将鲜橄榄洗净捣烂,白萝卜洗净切块捣碎。两者混合,加水用文火煎 20 分钟,滤汁即成。

功效：清热解毒,利肠通便。

◈ **慈姑饮**

用料：慈姑 10 个。

制法：将慈姑洗净,捣汁,加水适量煎汤即成。

功效：利肠解毒,利尿通便。

◈ **芝麻奶汁饮**

用料：鲜牛奶 200 毫升,蜂蜜 30 克,芝麻 20 克。

制法：先将芝麻炒酥碾碎,与鲜牛奶、蜂蜜一同入锅,烧沸搅匀即可饮用。

功效：滋阴润燥,润肠通便。糖尿病患者忌用。

◈ **芦荟蜜饮**

用料：芦荟 200 克，蜂蜜 20 克。

制法：将新鲜芦荟洗净去皮，取透明叶肉切丁，放入锅中，加水煮沸，凉后滤汁，加入蜂蜜，搅拌均匀即成。

功效：清热解毒，润肠通便。

◈ **茼蒿蛋白饮**

用料：鲜茼蒿 250 克，鸡蛋 3 个，麻油、精盐各适量。

制法：鸡蛋取蛋清。将鲜茼蒿洗净，加水煮至将熟时，加入蛋清煮片刻，调入麻油、精盐即成。

功效：降压止咳，利肠排毒，益脾健胃。

◈ **李蜜饮**

用料：牛奶 100 毫升，李子 5 个，蜂蜜 25 克。

制法：李子洗净对半切开，去核，与蜂蜜、牛奶同入锅，煮沸即成。

功效：清肝益胃，生津润燥，利肠排毒。

◈ **大蒜糖醋汁**

用料：醋 500 毫升，红糖 150 克，大蒜适量。

制法：将红糖放入醋中搅溶，再将大蒜浸泡在糖醋汁中15 日即成。

功效：利肠解毒，止咳平喘，降压降脂。

◈ **甘蔗苹果汁**

用料：苹果 300 克，甘蔗 150 克，香菜蓉适量。

制法：将苹果、甘蔗洗净，连皮放入榨汁机中榨取果汁，倒入杯中，再撒入少量香菜蓉即成。

功效：增智益脑，通便排毒。

◈ **芦笋马铃薯汁**

用料：芦笋 200 克，马铃薯 200 克，鲜奶油 100 毫升，盐、胡椒粉、鸡汤各适量。

制法：芦笋择洗干净，切块。锅内加鸡汤煮沸，倒入芦笋块煮 5 分钟后盛出；马铃薯洗净，去皮切块，上笼蒸熟备用。将芦笋块、马铃薯块放入榨汁机内搅成泥，用小漏勺过滤后，浇入鲜奶油，加入盐、胡椒粉拌匀即成。置冰箱内冰镇后饮用味道尤佳。

功效：健脾益气，润肠通便，降糖降脂。

◈ **橄榄汁**

用料：鲜橄榄 20 个。

制法：鲜橄榄洗净，捣烂取汁。

功效：利肠解毒。

◈ **白萝卜蜂蜜汁**

用料：白萝卜 100 克，蜂蜜适量。

制法：将白萝卜拍碎绞汁，以蜂蜜调服。

功效：清热通便。

◈ **鲜姜萝卜汁**

用料：生姜 50 克，萝卜 100 克。

制法：将萝卜和姜洗净，切碎，以洁净纱布绞汁，混匀即成。

功效：利肠排毒，利尿消肿，化痰止咳。

◈ **鲜李肉汁**

用料：鲜李子适量。

制法：将李子洗净，去核捣烂，绞取其汁即成。

功效：清热生津，利肠排毒，利水消肿。

◈ **鲜西瓜汁**

用料：鲜西瓜 1000 克。

制法：将西瓜去皮及瓜子，捣碎成汁即成。

功效：清热解暑，除烦止呕，利大小便，排毒解毒。

◈ **香蕉橘子汁**

用料：香蕉、橘子各 100 克，蜂蜜 30 克。

制法：将香蕉去皮并捣烂成泥，橘子洗净捣烂取汁。将橘子汁混入香蕉泥中，加入蜂蜜调匀即成。

功效：清热解毒，润肠通便，止咳化痰。

◈ **奶汁韭菜**

用料：韭菜 600 克，牛奶 250 毫升。

制法：将韭菜洗净、切碎、绞汁，加牛奶搅匀后，放火上煮沸即成。

功效：降逆止呕，补中益气，润肠排毒。

◈ **夏橙鲜果水**

用料：夏橙 100 克,蜜糖适量,苏打汽水 100 毫升。

制法：夏橙洗净剥皮,榨汁,加蜜糖搅拌 20 分钟,倒入苏打汽水即成。

功效：利肠排毒,清暑生津。

◈ **红薯糖水**

用料：红薯 500 克,生姜两片,红糖适量。

制法：将红薯削去外皮、切块,加水适量煎煮,待红薯熟透变软后,加入适量红糖和生姜,煮沸即成。

功效：生津止渴,滋阴补肾,润肠通便。

营养药膳谱

药膳食谱

◈ **锁蓉羊肉面**

用料：锁阳 5 克,肉苁蓉 5 克,羊肉汤 50 毫升,面粉 200 克,调料适量。

制法：将锁阳、肉苁蓉加水煎煮,滤汁待凉,以药汁和面粉擀成面条,用羊肉汤煮面,加调料调味即成。

功效：温阳通便。

◈ **白术红枣饼**

用料：白术 6 克, 干姜 2 克, 鸡内金粉 3 克, 红枣 50 克,面粉 100 克。

制法：将白术、干姜用纱布包好，与红枣共煮约 1 小时，去掉药包及枣核，继续用文火煮烂。将枣压成泥，冷却后与鸡内金粉、面粉混合，用水调成面团，烙成薄饼即可。

功效：健脾益气，润肠通便。

◈ 白术香酥饼

用料：白术 10 克，陈皮 10 克，鸡蛋 2 个，面粉 300 克，小苏打、猪油、精盐、白糖各适量。

制法：白术、陈皮蒸软，切成碎末；鸡蛋磕碗中，打至起泡沫，加小苏打、猪油、精盐、白糖拌匀，再与白术末、陈皮末及面粉糅合，捏成油酥面团。将面团摊成薄饼，放在油锅内煎烤 15 分钟左右，表面呈金黄色即成。

功效：健脾益气，润肠通便。

◈ 麻仁栗子糕

用料：火麻仁 10 克，芝麻 5 克，栗子粉 50 克，玉米面 50 克，红糖适量。

制法：将火麻仁、芝麻碾碎，与栗子粉、玉米面、适量红糖拌匀，以水和面蒸成糕。

功效：补气润肠通便。

药膳粥谱

◈ 黄芪苏麻粥

用料：黄芪 10 克，苏子 50 克，火麻仁 50 克，粳米 250 克。

制法：将黄芪、苏子、火麻仁碾碎，加水适量煎煮5～10分钟，取药汁备用。锅内放入粳米，以药汁煮粥至熟即成。

功效：益气润肠。

◈ **香槟粥**

用料：木香5克，槟榔5克，粳米100克，冰糖适量。

制法：先将木香、槟榔放入锅内加水煎煮，去渣留汁。粳米淘洗干净，放入锅内，加木香、槟榔煮粥，粥将熟时加冰糖适量，稍煮待溶即可食用。

功效：顺气、行滞、通便。

◈ **菠菜桑椹芝麻粥**

用料：菠菜250克，桑椹50克，芝麻50克，粳米100克，精盐、鸡精各适量。

制法：菠菜洗净，切碎备用。芝麻用热锅炒热，碾碎备用。将粳米、桑椹洗净，与菠菜一同放入锅内，加水煮沸后，改用文火煮至米开花时，放入芝麻、精盐、鸡精稍炖即成。

功效：养血补阴，润燥通便。合并尿路结石及肾炎患者忌食。

◈ **火麻仁糯米粥**

用料：糯米100克，槟榔末15克，火麻仁15克，郁李仁末15克。

制法：用锅加水煎煮火麻仁，去渣取汁，再加入糯米煮成粥，将熟时，放入槟榔、郁李仁末搅匀即成。

功效：润肠通便，下气利水。适用于胸膈满闷、大便秘结的患者。

◈ 决明葛粉粥

　　用料：决明子 30 克，葛粉 30 克，大米 50 克，冰糖适量。

　　制法：将决明子入锅，炒至微有香味，加水煎煮，滤汁，再放入大米、葛粉煮粥。粥将熟时，加入冰糖煮沸即成。

　　功效：清热，润肠通便。

◈ 松子仁蜂蜜粥

　　用料：松子仁 30 克，糯米 50 克，蜂蜜适量。

　　制法：将松子仁捣成泥状，与糯米一同放入锅内，加水煮粥至熟，加入蜂蜜拌匀即可。

　　功效：滋阴补肾，润肠通便。

◈ 黄芪薏苡仁粥

　　用料：黄芪、薏苡仁、糯米各 30 克，红小豆 15 克，鸡内金末 9 克。

　　制法：黄芪入锅加水煎煮半小时，去渣，放入薏苡仁、糯米、赤小豆煮 1 小时后，放入鸡内金末，煮至粥成即可。

　　功效：健脾疏肝，消食通便。

◈ 熟地首乌糖粥

　　用料：何首乌 50 克，熟地黄 30 克，当归 10 克，红枣 5 枚，大米 100 克，红糖适量。

　　制法：将红枣去核，与何首乌、熟地黄、当归同放入砂锅内，加水煎取药汁，加入大米、红枣煮粥。粥熟加入适量红糖即可。

功效：养血润燥，润肠通便。

◈ **苏麻粥**

用料：苏子 15 克，麻子 30 克，粳米 30 克。

制法：将苏子、麻子捣烂和水滤取汁，与淘洗干净的粳米同下锅内，加水适量，武火煮沸后，改文火煮至米熟粥稠即可。

功效：顺气润肠。

◈ **首乌大枣粥**

用料：何首乌 30 克，红枣 10 克，大米 100 克，冰糖 50 克。

制法：将何首乌放入锅中，加水煎煮，去渣留汁，放入大米、红枣、冰糖，再加入适量清水，用武火煮沸后，改用文火煮成粥即可。

功效：健脾益气，润肠通便。大便稀薄者不宜服用。

◈ **紫苏麻仁粥**

用料：粳米 100 克，紫苏子 10 克，火麻仁 15 克。

制法：将紫苏子、火麻仁捣烂，加水研磨，滤汁，与粳米同煮成粥即成。

功效：润肠通便。

◈ **当归桃仁粥**

用料：粳米 100 克，当归 30 克，桃仁 10 克，冰糖适量。

制法：将当归、桃仁洗净，用微火煮半小时，去渣、留汁备用。粳米淘洗干净后与药汁同煮,粥熟时加入冰糖,待冰糖溶化后即成。

功效:补血活血,润肠通便。

◈ **当归柏仁粥**

用料:粳米100克,当归20克,柏子仁15克,冰糖适量。

制法:将当归、柏子仁洗净放入锅内,加入一碗水,用微火熬成半碗,去渣留汁,备用。粳米淘洗干净,加水和药汁同煮,用文火熬至香熟时,加入冰糖略熬即成。

功效:养血润燥,利肠通便。

◈ **大黄粥**

用料:粳米150克,土大黄3克,冰糖适量。

制法:先将土大黄研成细粉,粳米淘洗干净,与土大黄粉一同放入锅内,加水用武火煮沸后,再用文火煮30分钟,最后加冰糖搅匀即可食用。

功效:清热行瘀,润肠通便。

◈ **锁阳粥**

用料:粳米60克,锁阳15克。

制法:将锁阳洗净,切成薄片。粳米淘净,与锁阳共入锅中,加水适量,先用武火煮沸,再用文火煎熬35分钟即成。

功效:温阳通便。

◈ **郁李仁粥**

用料:粳米100克,郁李仁10克,蜂蜜30克,姜汁20克。

制法：将郁李仁浸泡去皮后研为膏。粳米淘洗干净后，置于锅中，加入适量清水熬煮成粥熟后，加入郁李仁膏、姜汁、蜂蜜调匀略煮即成。

功效：除湿利尿，润肠通便。

◈ 大麻仁粥

用料：粳米 50 克，大麻仁 10 克。

制法：将大麻仁捣烂，加水调匀后滤汁，与淘洗干净的粳米一同入锅，加水煮沸后，改用文火煨成稠粥。

功效：润肠通便，滋养补虚。每次食用大麻仁剂量不宜超过 30 克，否则会出现中毒现象。

◈ 首乌百合粥

用料：糙米 100 克，百合（干）25 克，何首乌 20 克，黄精 20 克，白果（干）10 克，红枣（干）15 克，蜂蜜适量。

制法：何首乌、黄精洗净，放入纱布袋中包好；糙米洗净，用冷水浸泡 4 小时；百合去皮，洗净切瓣，焯透；白果去壳，切开，去掉白心；红枣洗净备用。锅中加水，放入糙米，用武火烧沸后，放入百合、何首乌、黄精、白果、红枣，改用文火慢煮成粥，加入蜂蜜调匀即成。

功效：益气生精，润肠通便。

◈ 首乌粳米粥

用料：何首乌 50 克，粳米 150 克。

制法：将粳米用清水淘洗干净。何首乌洗净切片，用淘米水浸泡 12 小时，再用沸水稍煮，洗净沥干，切碎。砂锅置火上，加水适量，下入何首乌和粳米，武火烧沸后，改用文火熬煮至米烂粥稠即成。

功效：益气生精，润肠通便。

药膳菜谱

◈ **杏仁当归炖猪肺**

用料：杏仁 15 克，当归 15 克，猪肺 250 克，精盐、鸡精各适量。

制法：将猪肺洗净切片，在沸水中汆后捞起，与杏仁、当归同放入砂锅内，加清水适量炖煮，煮熟后加精盐、鸡精调味即成。

功效：温阳，润肠通便。

◈ **七星剑花煲猪肺**

用料：剑花 25 克，猪肺 250 克。

制法：将剑花、猪肺洗净备用。把剑花、猪肺放入锅内，加水煮 2 小时即成。

功效：清热润肺，润肠通便。

◈ **清热解毒皮蛋**

用料：鸭蛋 800 克，甘草 100 克，金银花 100 克，鲜菊花 100 克，夏枯草 100 克，青蒿 100 克，纯碱 350 克，茶叶 200 克，生石灰 1500 克，盐 200 克。

制法：将甘草、金银花、菊花、夏枯草、青蒿、茶叶加水 1500 毫升煎沸，再加生石灰、纯碱、盐，搅拌均匀。待料液冷却后,放入鲜鸭蛋,浸泡 40 天左右即成。

功效:清热解毒,润肠通便。

◉ **油焖枳实萝卜**

用料:枳实 10 克,白萝卜 500 克,虾米 6 克,葱、姜丝、盐各适量。

制法:将枳实放入锅内加水煎煮,取汁备用。萝卜切块,用猪油煸炒,加虾米,浇药汁适量,煨至极烂,加葱、姜丝、盐调味即成。

功效:化痰散痞,顺气通便。

◉ **香参炖大肠**

用料:木香 10 克,降香 5 克,海参 10 克,猪大肠 1 根,葱、姜、盐、酱油各适量。

制法:将海参泡发,洗净切片;猪大肠洗净,切细;降香、木香装入纱布袋中备用。锅内加水适量,放入大肠,煮沸去沫,加葱、姜,煮至肠将熟时,放入海参、药袋,煮至大肠烂熟,加盐、酱油稍煮即成。

功效:行气、养血、通便。

◉ **决明子炖茄子**

用料:茄子(紫皮、长)400 克,决明子 10 克,大豆油、酱油、盐、鸡精各适量。

制法:将决明子洗净置于砂锅中,加入适量清水煎煮约 30 分钟后滤汁备用。茄子去蒂洗净,切成丁。炒锅中加入适量豆油,放入茄子翻炒 3~5 分钟,取出放入煎好的决明子药液中炖至茄子烂熟,加入酱油、盐、鸡精调味即成。

功效:清热通便。

◈ **香蕉蘸黑芝麻**

用料:香蕉 500 克,黑芝麻 25 克。

制法:将黑芝麻炒至半熟,用香蕉蘸黑芝麻嚼吃。

功效:补肝肾,益精血,润肠燥。

◈ **黄芪乌鸡煲**

用料:黄芪 60 克,大枣 15 克,当归 12 克,肉桂 5 克,乌骨鸡 1 只,食盐、料酒各适量。

制法:将乌骨鸡宰杀后去毛和内脏,洗净备用。将黄芪、大枣、肉桂、乌骨鸡同入砂锅中,加水用武火煮沸,去浮沫,放盐、料酒,改用文火煮至鸡肉烂熟即成。

功效:补虚活血,润肠通便。

◈ **川芎煮鸡蛋**

用料:川芎 8 克,鸡蛋两个,红糖适量。

制法:将川芎、鸡蛋加水同煮,鸡蛋熟后去壳再煮片刻,去渣加红糖调味即成。

功效:滋阴行气,润肠通便。

◈ **桔梗猪肉丝**

用料:桔梗丝 100 克,猪瘦肉 150 克,猪油、酱油、精盐、料酒、水淀粉、鸡精各适量。

制法:将桔梗丝洗净,入沸水中焯一下,用冷水浸洗,捞

便秘症的治疗与调养

出沥净;猪肉切丝,下入猪油锅中煸炒,变色后烹入酱油、料酒,炒匀后放入桔梗丝,加入精盐、鸡精,用水淀粉勾芡即可。

功效:和胃润肠,益气通便。

◈ 苦参煮鸡蛋

用料:苦参6克,鸡蛋两个,红糖60克。

制法:将苦参加水400毫升,煎煮约30分钟,去渣取汁。将鸡蛋、红糖入药汤内同煮至熟即可。

功效:清热解毒,润肠通便。

◈ 参芪炖乌鸡

用料:党参50克,黄芪50克,乌鸡1只,红枣10克,姜片、精盐、鸡精、料酒各适量。

制法:党参、黄芪用清水洗净、切段;红枣洗净、去核。将鸡放入炖盅内,加适量水,放入党参、黄芪、红枣、姜片、精盐、鸡精、料酒,用武火烧开,转用文火煨至鸡肉烂熟入味即成。

功效:补气益血,润肠通便。适合老年性便秘患者食用。

◈ 天麻鱼头

用料:鱼头1个,天麻5克,瘦肉、冬笋、熟火腿、水发口蘑、水发海米、菜心、鸡汤、香菜段、葱丝、姜块、芝麻、碘盐、料酒、鸡精、米醋、白胡椒面、姜、色拉油各适量。

制法:

① 将天麻洗净,切成薄片,用白酒浸泡后过滤,取液20毫升,浸泡后的天麻片备用;将鱼头去腮洗净;瘦肉、冬笋、火腿均切成片。

便秘症的治疗与调养

② 炒锅置火上，注油烧至七成熟时，将鱼头放入油中稍炸，捞出控油。锅留少许底油，烧至五成热时，投入生姜稍炸，放入瘦肉片煸炒，烹入料酒、米醋，再加入鸡汤、芝麻、碘盐、鸡精、胡椒面，调好口味。

③ 汤烧沸后，将锅料、鱼头、冬笋片、火腿片、口蘑片都放入砂锅内。待汤烧沸后撇去浮沫，加入天麻酒液、天麻片，加盖用文火炖 15 分钟。拣出姜片，加入菜心，再炖 5 分钟，撒上葱丝和香菜段即成。

功效：健脾抗衰，润肠通便。适合便秘并发高血脂、高血压患者食用。

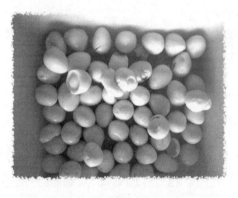

◈ **枸杞当归煲鹌鹑蛋**

用料：枸杞子 30 克，当归 30 克，鹌鹑蛋 10 个。

制法：将当归洗净，切成片，与枸杞子、鹌鹑蛋同入砂锅，加水适量，煨煮 30 分钟，取出鹌鹑蛋，去壳后再放入锅中，文火煨炖 10 分钟即成。

功效：滋阴解毒，润肠通便。

◈ **鸡肉鱼片枸杞豆腐汤**

用料：鸡肉 200 克，黑鱼 200 克，豆腐 200 克，粉丝 20 克，枸杞 320 克，姜、大葱、花生油、白酒、胡椒粉各适量。

制法：将鸡肉、黑鱼切片用白酒浸泡；枸杞择嫩叶洗净；豆腐洗净，切成小块；粉丝浸透；葱洗净切段备用。锅内加水放入姜、粉丝，猛火煲开后，加枸杞叶、花生油煮 5 分钟，然后放入豆腐,加盐调味,再煮 5 分钟,放入葱略煮片刻,最后放入鸡片、鱼片,猛火稍煮,加入胡椒粉即成。

功效:温中益气,润肠通便。

◈ 枸杞山药蛋煲

用料:猪瘦肉 300 克,山药 100 克,枸杞子 10 克,姜适量。

制法:将猪瘦肉洗净切大块,沸水烫过;山药去皮切块;枸杞子洗净;姜洗净切片备用。砂锅内加水放入猪瘦肉、山药、枸杞子,文火煲约 3 小时即成。

功效:清热解毒,润肠通便。

◈ 首乌煨鸡

用料:母鸡 1500 克,何首乌 30 克,盐、姜、料酒各适量。

制法:姜洗净切片;何首乌研成细末备用。母鸡宰杀,去毛及内脏,洗净,用纱布包何首乌粉,塞入鸡腹内,文火于砂锅中煨熟,取出布袋,加盐、姜片、料酒略煮即成。

功效:益气生精,润肠通便。

◈ 柏子仁鸡心

用料:鸡心 150 克,柏子仁 15 克,葱、姜、蒜、香油、盐、鸡精、白糖、料酒、胡椒粉、植物油各适量。

制法:

①葱、姜、蒜切末;柏子仁放锅中文火炒熟;鸡心纵剖两半洗净,在内面划出交叉花刀,倒锅中过油,待鸡心卷成荔枝形时,捞出沥油备用。

②锅中留少许底油,放入姜末爆香,加鸡心翻炒,加盐、

鸡精、白糖、水、料酒、胡椒粉翻炒,再加入葱末、蒜末、柏子仁炒匀,淋上香油即成。

功效:润肠通便。

◈ **丹参海蜇煲**

用料:海蜇皮 500 克,丹参 15 克,料酒、盐、鸡精、姜、大葱、香油各适量。

制法:先将海蜇用盐水浸泡 30 分钟,捞出沥干切段;丹参洗净用水润透,切薄片;姜切片,葱切段备用。将丹参、姜片、葱段、料酒放入锅内,加入清水烧沸,用文火煲 20 分钟,加入海蜇皮、盐、鸡精、香油煮熟即可食用。

功效:消食益气,润肠通便。

◈ **枸杞炒豌豆粒**

用料:豌豆 350 克,枸杞子 50 克,盐、料酒、胡椒粉、葱、姜、植物油、鸡精各适量。

制法:将豌豆粒煮熟;葱姜切末;枸杞子洗净,用温水泡至饱满备用。炒锅置火上,注油烧热,下葱末、姜末爆香,倒入豌豆和枸杞子,加盐、料酒、胡椒粉炒至入味,加鸡精、熟油即成。

功效:清热解毒,润肠通便。

◈ **杏仁芝麻糖**

用料:甜杏仁 60 克,黑芝麻 500 克,白糖 250 克,蜂蜜 250 克。

制法:甜杏仁碾碎成泥。黑芝麻淘洗干净,倒入铁锅内,用文火炒至水气散尽研碎。将杏仁泥、黑芝麻、白糖、蜂蜜拌匀,放入加盖容器内,隔水蒸两小时即成。

功效:益气润肺,润肠通便。

◈ 丹参鸭

用料:鸭肉100克,丹参50克,山楂30克。

制法:先将丹参、山楂放入锅内,煎煮30分钟后,去渣取汁备用。将鸭肉洗净后切片,加入清水炖60分钟,再加入备用的药汁,稍炖片刻后即可食用。

功效:清热解毒,润肠通便。

◈ 石斛花生仁

用料:花生仁500克,石斛50克,盐、八角、姜各适量。

制法:鲜石斛用清水洗净,切成段;花生仁用水洗净,沥干备用。锅内加水,放入盐、八角、姜片、石斛,待盐溶化后,倒入花生仁,用武火烧沸,改用文火煮约两小时即成。

功效:滋阴清热,生津止渴,润肠通便。

药膳汤羹谱

◈ 番泻叶鸡蛋汤

用料:番泻叶5~10克,鸡蛋1个,菠菜少许,食盐、鸡精各适量。

制法:鸡蛋打入碗中搅散备用。番泻叶用水煎,去渣留汁,倒入鸡蛋,加菠菜、食盐、鸡精调味,煮沸即成。

功效:泄热行滞,利水通便。

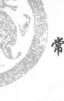

◈ 苁蓉羊肾汤

用料：羊肾两个，肉苁蓉30克，葱、姜、酱油、鸡精、麻油、淀粉各适量。

制法：羊肾切成两半，洗净切块，用酱油，淀粉拌匀备用。锅内加水适量，放入肉苁蓉熬20分钟，去渣留汁，再将羊肾、葱、姜、精盐放入同煮至熟，加入鸡精、麻油搅匀即成。

功效：温补肾阳，润肠通便。

◈ 桑椹冰糖汤

用料：鲜熟桑椹75克，冰糖适量。

制法：将桑椹洗净，放入锅内，加水煎汤，再加入冰糖溶化即成。

功效：滋阴益血，润肠通便。

◈ 松核蜜汤

用料：松子仁50克，核桃仁50克，蜂蜜500克。

制法：将松子仁、核桃仁去衣，烘干研为细末，与蜂蜜和匀即成。

功效：养阴润肠。

◈ 桔梗冬瓜汤

用料：冬瓜150克，桔梗10克，杏仁10克，甘草6克，食油、食盐、大蒜、葱、酱油、鸡精各适量。

制法：将冬瓜洗净，切块，放入锅中，加入食油煸炒后，加适量清水，下杏仁、桔梗、甘草一并煎煮，至熟后，加食盐、大蒜、葱、酱油、鸡精调味即成。

功效：清热解毒,润肠通便。

◈ 豆芽猪腰汤

用料：大豆芽 250 克,荠、党参各 25 克,猪腰 2 个,生姜 3 片,料酒、精盐、鸡精各适量。

制法：大豆芽洗净,去根；猪腰洗净,去白脂膜,切为薄片,加料酒、鸡精拌匀腌一下备用。把荠、党参洗净,稍浸泡后放入锅内,加清水适量,武火沸滚 10 分钟,加入大豆芽,改文火煮 15 分钟,下猪腰煮至熟,加精盐调味即成。

功效：滋脾益气,润肠通便。

◈ 黄芪鲫鱼汤

用料：黄芪 30 克,活鲫鱼 1 条(重约 400 克),葱、姜、精盐、鸡精各适量。

制法：将活鲫鱼去鳞、鳃及内脏,洗净。黄芪洗净,切成片,用纱布袋装好,扎紧口放入锅中,加清水适量,煮约 30 分钟,下入鲫鱼同煮,待鱼熟后,捞去药袋,加入姜、葱、盐、鸡精调味即可。

功效：补气升阳,润肠通便。

◈ 二花丹参汤

用料：素馨花 10 克,合欢花 10 克,丹参 10 克,郁金 10 克,猪瘦肉 100 克,陈皮 3 克,生姜 10 克,大枣 10 枚,精盐适量。

制法：将猪瘦肉洗净,斩成小块；生姜洗净拍烂；陈皮浸泡去白。其余用料均洗净,备用。将全部用料放入锅内,加清水适量,文火煮 1 小时,加精盐调味即成。

功效:行气润肠。

◈ 二仁猪肺汤

用料:猪肺 250 克,杏仁 15 克,胡桃仁 20 克,当归 15 克,精盐、鸡精各适量。

制法:将猪肺清洗干净,切片,与杏仁、当归、胡桃仁一起煮至熟后,加入精盐、鸡精调味即成。

功效:温阳通便。

◈ 苦参瓜仁汤

用料:苦参 30 克,冬瓜仁 15 克,甘草 10 克。

制法:苦参、冬瓜仁、甘草同放锅中,加水煎煮取汁,温后调入蜂蜜即可。

功效:清热解毒,通利二便。

◈ 猪肚瘦肉厚朴汤

用料:猪肚 250 克,猪瘦肉 150 克,枣 40 克,薏苡仁 15 克,厚朴 12 克。

制法:猪肚洗净与红枣、薏苡仁、厚朴及瘦肉同入煲内,加水用文火煲 4 个小时即成。

功效:消食益气,润肠通便。

◈ 猪肚黄芪汤

用料:猪肚 280 克,黄芪 15 克,姜适量。

制法:猪肚用盐反复擦洗干净,与黄芪共入煲内,加水用文火煲 3 小时即成。

功效：消食益气,润肠通便。

◈ 沙参玉竹猪肺汤

用料：猪肺 600 克,玉竹 20 克,沙参 20 克,陈皮 5 克,盐适量。

制法：沙参、玉竹、陈皮分别洗净。猪肺洗净切块,放入沸水中煮约 5 分钟。煲内加水,猛火煲至水滚,倒入沙参、玉竹、陈皮和猪肺,用中火煲约 3 小时,加盐调味即成。

功效：补中益气,润肠通便。

各种茶饮

◈ 首乌决明茶

用料：生何首乌、决明子各 15 克。

制法：将生何首乌洗净切成薄片;决明子在锅中炒爆至熟。把上述两味药放入带盖茶杯中, 最后加入沸水冲泡后加盖闷 5～10 分钟即可饮用。

功效：养肝益肾,润肠通便。

◈ 人参决明茶

用料：决明子 30 克,人参 12 克。

制法：将人参切片,决明子碾碎,同入锅内加水煎煮至熟即成。

功效：补气健脾,润肠通便。

◈ 六仁通便茶

用料：柏子仁、郁李仁、瓜蒌仁、炒杏仁、松子仁、火麻仁各 10 克。

制法：将以上 6 味药共捣碎，放入保温杯中，用沸水冲泡，加盖闷 15 分钟即成。

功效：养阴生津，润肠通便。

◈ 决明苁蓉茶

用料：肉苁蓉 10 克，决明子 10 克，蜂蜜适量。

制法：将决明子炒熟研细，与肉苁蓉一同用沸水冲泡，滤汁加入蜂蜜即成。

功效：温补肾阳，润肠通便。

◈ 二仙通幽茶

用料：郁李仁 6 克，当归片 5 克，小茴香 1 克，桃仁 9 粒，藏红花 1.5 克。

制法：将以上 5 味药洗净后入锅，加水适量煎煮 30 分钟，去渣取汁即成。

功效：润肠通便，行气活血。

◈ 番泻叶决明子茶

用料：番泻叶 3 克，决明子 30 克。

制法：将番泻叶和决明子洗净，放入茶杯中，加沸水冲泡即成。

功效：清泻实热，润肠排毒。

◈ **葱白阿胶茶**

用料：阿胶 10 克，葱白 10 克。

制法：将葱白加水煎汤，待熟后加入阿胶烊化即成。

功效：温中通便。

◈ **五仁陈皮饮**

用料：桃仁、杏仁、柏子仁、松子仁、郁李仁各 12 克，陈皮 10 克，蜂蜜适量。

制法：将上述诸药一同放入砂锅中，加水适量武火煎沸后，改文火煮 10 分钟，滤去煎汁，再向煎液内加入适量蜂蜜搅匀即成。

功效：润肠通便。适用于体虚型便秘患者。

◈ **黄芪陈皮饮**

用料：黄芪、陈皮各 15 克，大麻子、白蜜适量。

制法：将黄芪、陈皮洗净研末。大麻子捣烂，加水揉出浆汁，入锅煎至半干，调入白蜜续煮片刻，加黄芪、陈皮末调匀即成。

功效：润肠通便。适用于老年性便秘患者。

◈ **锁阳红糖饮**

用料：锁阳 15 克，红糖适量。

制法：将锁阳下入锅内煎煮，滤汁，加红糖适量即成。

功效：温阳，润肠通便。

便秘症的治疗与调养

◈ **阿胶葱白蜜饮**

用料：阿胶 10 克,蜂蜜 15 克,葱白 4 根。

制法：将葱白洗净切成段,放入锅内,加水适量煮开后捞出,加入阿胶、蜂蜜炖化即成。

功效：补血养血,润肠通便。

◈ **人参黑芝麻饮**

用料：人参 5～10 克,黑芝麻 15 克,白糖适量。

制法：黑芝麻捣烂备用。人参水煎去渣留汁,加入黑芝麻及适量白糖,煮沸即可。

功效：益气润肠,滋养肝肾。

◈ **柑皮饮**

用料：柑皮适量。

制法：用柑皮煎水饮用。

功效：清热解毒,润肠利咽。

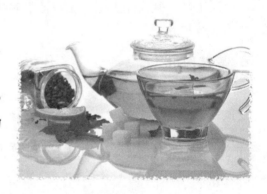

◈ **砂糖红薯叶**

用料：红薯叶 500 克,白砂糖 15 克,植物油、精盐各适量。

制法：将红薯叶洗净,加白砂糖、植物油、精盐入锅煮熟即可。

功效：顺气行滞,润肠通便。

◈ **参芪煎**

用料：党参 30 克,黄芪 20 克,肉苁蓉 20 克,猪瘦肉 50 克。

制法：将以上各味入锅加水煎煮至熟即成。

功效：补气健脾，润肠通便。

◈ 黄芪煎

用料：黄芪 25 克，陈皮 15 克，火麻仁 20 克。

制法：将以上各味入锅加水煎煮至熟即成。

功效：补气健脾，润肠通便。

◈ 桑椹煎

用料：桑椹子 50 克，生何首乌 30 克，火麻仁 15 克，冰糖 20 克。

制法：将前 3 味入锅加水煎煮至熟即成，服用时加入冰糖调味。

功效：养血润燥，润肠通便。

◈ 当归肉蓉红枣水

用料：当归 20 克，肉苁蓉 20 克，红枣 4 个。

制法：红枣去核洗净。当归、肉苁蓉均洗净。将 3 味用沸水浸泡即成。

功效：养血润燥，润肠通便。

◈ 葱白阿胶液

用料：葱白 3 根，阿胶 12 克。

制法：葱白洗净，加水适量，用中火煎煮 20 分钟，加阿胶烊化后即成。

功效：温阳通便。

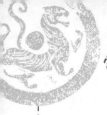

◈ **芝麻黄芪蜂蜜糊**

用料：黑芝麻 60 克，黄芪 20 克，蜂蜜适量。

制法：将芝麻捣烂磨成糊状，煮熟后加入蜂蜜、黄芪煎水滤汁冲服。

功效：润肠通便。适用于痔疮虚症便秘患者。

◈ **桂浆**

用料：菊花 50 克，生姜 15 克，赤茯苓 5 克，肉桂 5 克，杏仁 10 粒，大麦 3 克，蜂蜜 50 克。

制法：将生姜洗净拍碎；肉桂去皮切成末；菊花、赤茯苓洗净；杏仁去皮洗净；大麦用纱布袋装好扎口备用。锅置火上，将以上各物放入锅内，加入热水煮 30 分钟，最后下入肉桂末，滤汁加入蜂蜜搅匀即可。

功效：温阳通便。

◈ **硝黄酒**

用料：白酒 100 毫升，大黄 30 克，朴硝 10 克。

制法：朴硝和大黄捣碎与白酒同煮，煮至白酒剩余 50 毫升，滤汁即可。

功效：消食通便。

◈ **麻子酒**

用料：米酒 1000 毫升，火麻仁 500 克。

制法：将火麻仁研末，用米酒浸 7 日即成。

功效：润肠通便。

常用小验方

◆ **方1**

配方：厚朴、橘皮各90克,杏仁150克。

制法：将3种药研为细末,炼蜜成丸,如梧桐子大。每服50～70丸。

适应证：各种便秘。

◆ **方2**

配方：黄芪、枳实、威灵仙各等份。

制法：将3种药研为细末,炼蜜成丸,如梧桐子大。每服70丸,姜汤或白汤饮下,忌茶。

适应证：老年性便秘。

◆ **方3**

配方：橘红、杏仁(汤浸去皮)各30克。

制法：将两种药研成末,炼蜜成丸,如梧桐子大。每服70丸,空腹,用米汤送下。

适应证：老年性气秘、气虚型便秘。

◆ **方4**

配方：当归(酒浸、焙),熟地各等份。

制法：将两种药研成末。炼蜜成丸。

适应证：阴血亏虚型便秘。

◆ **方5**

配方：朱砂 15 克，芦荟 21 克。

制法：朱砂研面，芦荟研细，滴好酒少许，和丸。每服 3.6 克，好酒送下。

适应证：津液不足，大便不通。

◆ **方6**

配方：草乌 15 克，葱白 1 根。

制法：草乌研为极细末，葱白蘸草乌末纳肛门即通。

适应证：冷秘。

◆ **方7**

配方：肉苁蓉 60 克，沉香 30 克，麻仁汁适量。

制法：将两种药研成末，用麻仁汁和丸，如梧桐子大。每服 70 丸，空腹，米汤送下。

适应证：亡津液，大便常秘结。

◆ **方8**

配方：白术 60 克，生地黄 30 克，升麻 3 克。

制法：将 3 种药用水煎，滤汁服用。

适应证：老年性便秘。

◆ **方9**

配方：当归 90 克，官桂 60 克，威灵仙 30 克。

制法：将 3 种药研为细末，面糊为丸，如梧桐子大。每服 20～30 丸，空腹，生姜汤送下。

适应证：气虚型便秘。

◈ 方 10

配方：麻仁、杏仁、瓜蒌各等份，白蜜适量。

制法：将三味药材研为细末，与白蜜熬成膏，制丸，日服 2～3 丸，温沸水送下。

适应证：热结所致的便秘。

◈ 方 11

配方：透明硫黄、半夏各 15 克。

制法：两种药研成末，生姜糊丸，如梧桐子大。每服 20 丸，姜汤送下。

适应证：冷秘、老年性便秘。

◈ 方 12

配方：当归、地黄、炙首乌各 12 克，黄芪、山药各 15 克，川芎、白芍各 10 克，大麻仁 20 克，檀香 7 克。

制法：将以上各味药加水煎，滤汁服用，1 日 1 剂，早晚分服。

适应证：血虚便秘。

◈ 方 13

配方：白术、肉苁蓉各 30 克，附子 3 克。

制法：将 3 种药一同入锅中，加水煎煮，滤汁即成。

适应证：腹胀嗳气、畏寒型便秘。

◈ **方 14**

配方：人参 9 克，白术、茯苓各 12 克，黄芪 15 克，黄精、当归、柏子仁、松子仁各 10 克，甘草 7 克。

制法：将以上各味药加水煎，滤汁服用，1 日 1 剂，早晚分服。

适应证：气虚型便秘。

◈ **方 15**

配方：麻仁 150 克，大黄 90 克，诃子 60 克，人参 15 克。

制法：将上述药研成末，炼蜜成丸，如梧桐子大。每服 30 丸，热水送下。

适应证：便秘并发腰膝疼痛。

◈ **方 16**

配方：大黄 6 克，枳实、木香、沉香各 7 克，乌药、陈皮各 9 克，槟榔、茯神、半夏、杏仁各 10 克。

制法：将以上各味药加水煎，滤汁服用，1 日 1 剂，早晚分服。

适应证：气滞型便秘。

◈ **方 17**

配方：当归 15 克，黄连 6 克，大黄、紫草各 9 克，甘草 3 克。

制法：先将当归、紫草加入清水熬成膏，其余 3 味药均研为细末，膏和为丸，如弹子大小。婴儿每服用 1 丸，加水煎至沸 3 次即成，成人加倍。

适应证：热入血分，大便秘结。

◆ **方 18**

配方：玄明粉 9 克，当归尾 15 克。

制法：将两味药下锅加水煎煮，滤汁服用。

适应证：血热型便秘。

◆ **方 19**

配方：当归、熟地各 30 克。

制法：将当归用酒浸泡，焙干，与熟地同研为末，炼蜜成丸，如弹子大。每服 1~3 丸，用酒送下。

适应证：干燥血虚型便秘。

◆ **方 20**

配方：熟地、元参各 27 克，火麻子 3 克，升麻 6 克，牛奶 300 毫升。

制法：将 4 味药加水 1200 毫升煎至 300 毫升，加入牛奶调匀即成。

适应证：大便秘结。

◆ **方 21**

配方：紫苏子、黄橘皮各 60 克，知母 30 克。

制法：将 3 种药研为细末，生姜自然汁浸过一指许，煮熬成膏制成丸，如梧桐子大。每服 20 丸，蜜汤送下。

适应证：虚热秘滞。

便秘症的治疗与调养

便秘症的治疗与调养

◆ 方 22

配方：净朴硝 120 克,鲜莱菔(萝卜)1000 克。

制法：将莱菔切片,同朴硝和水煎煮。初次煮用莱菔片 500 克,水 2500 毫升,煮至莱菔烂熟捞出。锅内留余汤,再下入莱菔 500 克,如此煮 5 次,约得浓汁一大碗,顿服。

适应证：大便燥结不通。

◆ 方 23

配方：大黄 27 克,荆芥 3 克。

制法：将 2 种药用水煎滤汁。空腹服用。

适应证：老年性便秘。

◆ 方 24

配方：桃仁、海松子各 6 克,郁李仁 3 克,粳米末少许。

制法：将 3 种药混合捣烂,加水煎取汁与粳米末少许,同煮成粥,空腹服用。

适应证：大便秘结,老年性、气虚型便秘。

◆ 方 25

配方：木香、青黛各 15 克,麻油 8 毫升。

制法：将上述药加水 70 毫升,煎煮至水尽,滤汁分 2 次服用。

适应证：大小便困难。

◆ 方 26

配方：黄芪、白芍、麻仁各 30 克,银花、当归、肉苁蓉各

20 克,厚朴、酒大黄各 10 克,威灵仙 15 克。

制法:将上述药加水煎煮,滤汁,每日 1 剂,分 2 次服用。

适应证:阴虚血燥、气虚不运型便秘。

◈ **方 27**

配方:轻粉 15 克,砂糖 10 克。

制法:将两味药研末制成丸,如梧桐子大。每次服用 5 丸,以温水送下。

适应证:大便燥结。

◈ **方 28**

配方:大黄、当归、赤芍、甘草各 15 克。

制法:将上述药加水煎煮,滤汁服用。

适应证:各种便秘。

◈ **方 29**

配方:生白术 60 克,枳壳 30 克,火麻仁 30 克,蜂蜜 10 克,核桃仁两个。

制法:将上述药加水煎煮,滤汁,每日 1 剂,分 2 次服用。

适应证:气血不足型便秘。

◈ **方 30**

配方:大黄 90 克,黄芩 60 克,炙甘草 30 克,栀子 14 枚。

制法:将上述药下锅加水煎煮,滤汁,分 3 次服用。

适应证:各种便秘。

便秘症的治疗与调养

◆ **方 31**

配方：生首乌 15 克，生当归 9 克，生赤芍 9 克，火麻仁 15 克。

制法：将上述药加水煎煮，滤汁，每日 1 剂，分 2 次服用。

适应证：血虚肠燥型便秘。

◆ **方 32**

配方：生首乌 15 克，玉竹、生枳壳、乌药、青橘叶各 9 克，大腹皮 12 克，青陈皮 6 克。

制法：先将上述药下锅加入沸水煎煮，滤汁，每日 1 剂，分 2 次服用。

适应证：肠燥失润、气滞腹胀型便秘。

◆ **方 33**

配方：干大豆皮 200 克。

制法：将大豆皮加清水煎煮 30 分钟即成。

适应证：各种便秘。

◆ **方 34**

配方：黄芪 300 克，木香 45 克，蜂蜜适量。

制法：先将黄芪、木香加水适量煎煮。每 30 分钟取煎液一次，加水再煎，共取两次，合并煎液，再以文火煎至较黏稠，加蜂蜜煮至沸即可食用。

适应证：各种便秘。

◈ **方 35**

配方：桑椹 500 克,生地黄 200 克,蜂蜜适量。

制法：将桑椹、生地黄加水适量煎煮。每 30 分钟取煎液 1 次, 加水再煎, 共取煎液 2 次。合并煎液, 再以文火煎熬浓缩至较黏稠时,加入蜂蜜煮沸即成。

适应证：各种便秘。

◈ **方 36**

配方：柴胡、白芍、香附子、枳壳、生麦芽各 30 克,甘草、川芎各 10 克,白糖 200 克。

制法：将上述用料加水 4 碗, 煮至 3 碗, 去渣留汁, 加白糖制成糖浆即成。

适应证：各种便秘。

便秘症的治疗与调养